PDCD5

在自身免疫病中的研究与应用

肖娟　王万林　著

U0250394

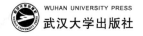
WUHAN UNIVERSITY PRESS
武汉大学出版社

图书在版编目(CIP)数据

PDCD5 在自身免疫病中的研究与应用/肖娟,王万林著.—武汉:武汉大学出版社,2019.7

ISBN 978-7-307-20909-1

Ⅰ.P…　Ⅱ.①肖…　②王…　Ⅲ.细胞生物学—应用—自身免疫病—治疗　Ⅳ.R593.205

中国版本图书馆 CIP 数据核字(2019)第 088141 号

责任编辑:胡　艳　　责任校对:李孟潇　　版式设计:马　佳

出版发行:**武汉大学出版社**　(430072　武昌　珞珈山)

(电子邮箱:cbs22@ whu.edu.cn　网址:www.wdp.com.cn)

印刷:北京虎彩文化传播有限公司

开本:720×1000　1/16　印张:11.25　字数:161 千字　插页:6

版次:2019 年 7 月第 1 版　　2019 年 7 月第 1 次印刷

ISBN 978-7-307-20909-1　　定价:38.00 元

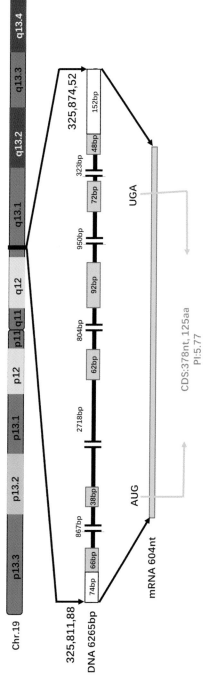

图1.1 PDCD5基因染色体位置、基因结构图

SOPMA :
  Alpha helix   (Hh) :   78 is 62.40%
  3₁₀ helix   (Gg) :   0 is   0.00%
  Pi helix   (Ii) :   0 is   0.00%
  Beta bridge   (Bb) :   0 is   0.00%
  Extended strand   (Ee) :   11 is   8.80%
  Beta turn   (Tt) :   2 is   1.60%
  Bend region   (Ss) :   0 is   0.00%
  Random coil   (Cc) :   34 is 27.20%
  Ambiguous states (?) :   0 is   0.00%
  Other states   :   0 is   0.00%

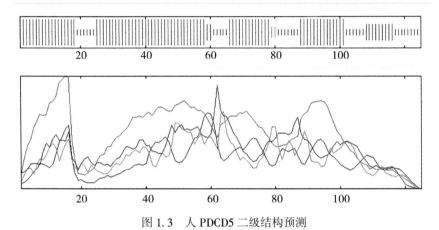

图 1.3 人 PDCD5 二级结构预测

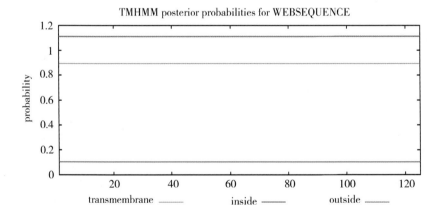

图 1.4 人 PDCD5 跨膜区预测

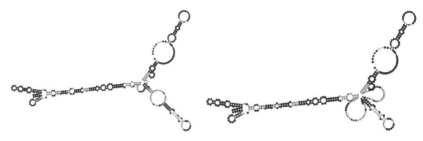

图 1.5　PDCD5 基因 RNA 结构预测

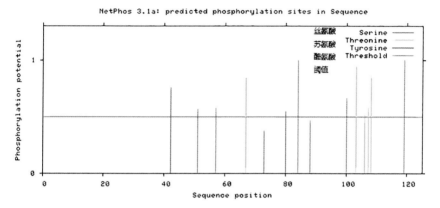

图 1.6　人 PDCD5 磷酸化位点预测

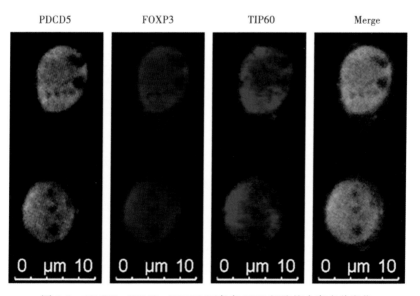

图 2.3　PDCD5，TIP60，FOXP3 三者在 293T 细胞核中存在共定位

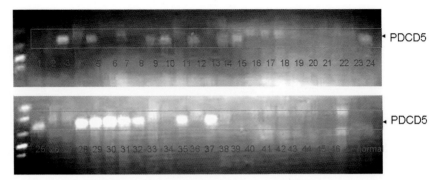

图 3.1 PCR 实验鉴定 PDCD5 转基因鼠(标记红色的为 PDCD5 转基因阳性鼠)

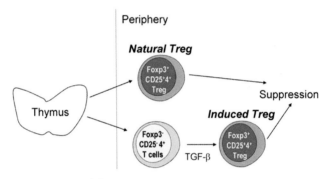

图 4.3 Treg(regulatory T cell)

WT   PDCD5tg

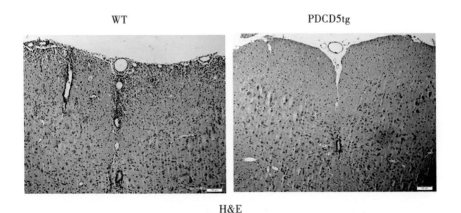

H&E

图 5.4 PDCD5tg 鼠中枢神经系统淋巴细胞浸润情况减轻

WT   PDCD5tg

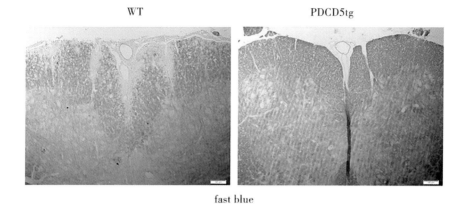

fast blue

图 5.5   PDCD5tg 鼠中枢神经系统脱髓鞘症状减轻

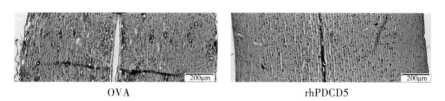

OVA   rhPDCD5

图 6.3   rhPDCD5 预防性注射减轻中枢神经系统炎性淋巴细胞浸润

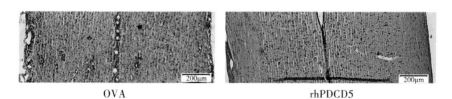

OVA   rhPDCD5

图 6.4   rhPDCD5 治疗性注射减轻中枢神经系统炎性淋巴细胞浸润

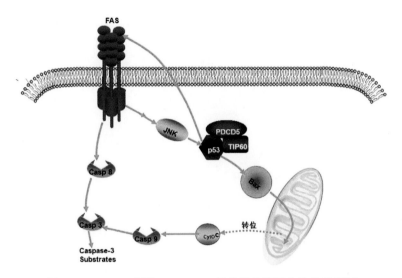

图 6.17　PDCD5 调控 Th1、Th17 活化诱导性凋亡的分子机制

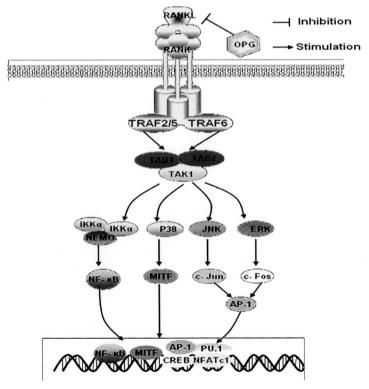

图 7.1　OC 分化机制[175]

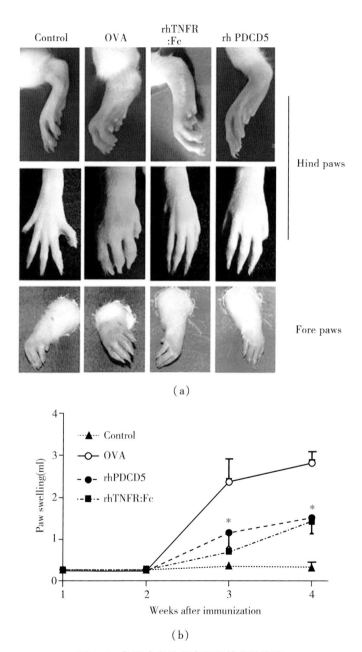

Control　OVA　rhTNFR:Fc　rh PDCD5

Hind paws

Fore paws

（a）

（b）

图 7.4　各组大鼠关节表现和关节肿胀度

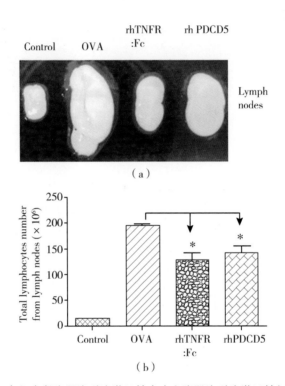

图 7.5 各组大鼠腹股沟引流淋巴结大小和腹股沟引流淋巴结细胞总数

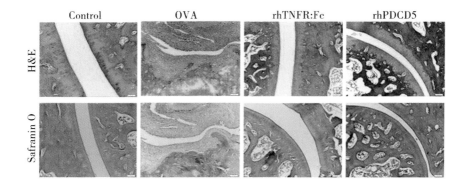

（a）

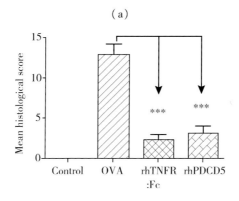

（b）

图 7.6 各组大鼠踝关节病理染色和病理评分

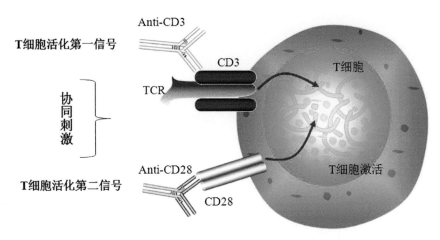

图 7.20　anti-CD3+anti-CD28 刺激活化 T 细胞的原理

前　言

程序性细胞死亡分子 5（PDCD5，programmed cell death 5）是在撤除细胞因子导致凋亡的 TF-1 细胞中克隆得到的新功能基因，起初命名为TFAR19（TF-1 cell apoptosis related gene 19），2002 年统一命名为PDCD5。PDCD5 在人类组织器官中广泛表达，其中胚胎组织的表达低于成年组织，肿瘤细胞的表达低于正常细胞。

PDCD5 发现之后的数十年时间，对其研究主要集中在促肿瘤细胞凋亡作用及作用机制方面。研究发现，细胞被诱导凋亡时，PDCD5 的mRNA 和蛋白质表达水平明显增高，并快速从细胞质转位到细胞核。人重组 PDCD5 蛋白（recombinant human PDCD5，rhPDCD5）可加强多种肿瘤细胞对不同凋亡诱导因素的敏感性，并能以 Caspase 非依赖方式促进TAJ/TROY 超表达诱导的细胞 paraptosis。

近几年研究发现，PDCD5 在自身免疫病的发生发展中发挥着重要调节作用。一方面，PDCD5 可以增强 Tat 相互作用蛋白 60（Tat interacting protein 60，TIP60）介导的叉头/翼状螺旋转录因子（Forkhead box P3，FOXP3）乙酰化功能，上调调节性 T 细胞（T regulatory cell，Treg）水平；另一方面，PDCD5 通过诱导抗原特异性淋巴细胞活化过程中的凋亡下调自身免疫性炎症性淋巴细胞的水平。因此，PDCD5 通过上调保护性 CD^+T 细胞 Treg，下调炎症性 CD^+T 细胞 Th1 和 Th17，对自身免疫病发挥保护作用。

2005 年，Stelzl 用高通量酵母双杂交技术研究发现 PDCD5 与 TIP60

相互作用，从而把 PDCD5 的促肿瘤凋亡相关研究转移到免疫调节方面。2007 年，Bin Li 等人研究发现 TIP60 和 FOXP3 相互作用，通过增加 FOXP3 的乙酰化促进 Treg 细胞分化，增强 Treg 细胞免疫负向调节功能。2009 年，Lanjun Xu 等人利用免疫共沉淀技术研究发现 PDCD5 和 TIP60 直接相互作用，通过抑制 Mdm2 介导的泛素化和蛋白酶体降解，稳定正常细胞的 TIP60 水平，并且 PDCD5 可以增强 TIP60 的组蛋白乙酰化转移酶活性。2013 年，Juan Xiao 等人研究发现 PDCD5、TIP60、FOXP3 三者相互作用，并在细胞核中共定位，PDCD5 增强 TIP60 介导的 FOXP3 乙酰化促进 Treg 细胞分化，并增强 Treg 的免疫抑制功能。利用 PDCD5 转基因动物构建自身免疫病动物模型多发性硬化和类风湿性关节炎模型，研究发现，过表达 PDCD5 能够抑制自身免疫病的发生发展。利用人重组蛋白 PDCD5（rhPDCD5）治疗自身免疫病动物模型——多发性硬化和类风湿性关节炎，研究发现，rhPDCD5 能够抑制自身免疫病的发生发展。临床相关研究证实，类风湿性关节炎患者体内 PDCD5 的表达水平与患者体内的炎症细胞因子水平呈负相关。

自身免疫病的发生发展伴随着体内 CD^+T 细胞亚群的失衡，Treg 细胞（$CD4^+CD25^+FOXP3^+$）被认为是免疫负向调节细胞，通过细胞间接触抑制和分泌抗炎性细胞因子对自身免疫病发挥保护作用，Th1（$CD4^+$ $IFN-\gamma^+$）和 Th17（$CD4^+IL-17A^+$）被认为是炎症性 T 细胞，通过分泌炎性细胞因子，促进自身免疫病的发生发展。Treg 细胞与 Th1、Th17 细胞相互拮抗，现有研究认为，上调 Treg 细胞，下调 Th1、Th17 细胞，可以抑制自身免疫病的发生发展，靶向调节 Treg 细胞与 Th1、Th17 细胞水平，可以治疗自身免疫病。

现阶段对 PDCD5 的研究发现，PDCD5 可以上调 Treg 细胞，下调 Th1、Th17 细胞；并且 PDCD5 转基因动物实验和人重组 PDCD5 蛋白治疗自身免疫病动物实验均发现 PDCD5 能够抑制自身免疫病的发生发展。临床研究也发现 PDCD5 水平与自身免疫病患者体内的促炎性细胞因子水平呈负相关。

PDCD5 免疫调节功能的发现，可能为自身免疫病发病机制的探讨及治疗方法增加新的途径和新的线索。

本书的出版得到了国家自然科学基金（81601373）、国家留学基金（201808420096）、襄阳市青年科技英才开发计划（[2018]46）、湖北省青年科技晨光计划、湖北文理学院食品新型工业化学科群建设项目的资助。全书由肖娟负责撰写，王万林负责资料整理和审稿。

由于时间仓促，书中难免存在不足之处，请读者不吝指正！

作者

2019 年 6 月

目　　录

绪　　论

CD4+T 细胞根据分泌的细胞因子不同，可分为 Treg、Th1、Th2 和 Th17。Treg 细胞特异性表达 FOXP3，具有免疫负向调节功能，可以通过细胞间接触抑制及分泌抑制性细胞因子等发挥抗炎效应[1]；Th1 细胞以高分泌干扰素 γ(IFN-γ)为特征，介导免疫炎症；Th2 细胞以高分泌白介素 4(IL-4)为特征，介导抗炎效应[2]；Th17 细胞以高分泌白介素 17(IL-17)为特征，介导免疫炎症反应[3]。

Treg 细胞在免疫自稳和免疫耐受中发挥着非常重要的调节作用[4,5]，它通过抑制自身反应性 T 细胞来实现对慢性炎症和自身免疫病的调节作用[6,7]。在胸腺产生的 Treg，称为天然性 Treg(Nature Treg, nTreg)；在外周通过体内外诱导条件，将初始 T 细胞(naive T)诱导分化成的 Treg，称为诱导性 Treg(Induced Treg, iTreg)。FOXP3 是 Treg 的关键转录因子，定位于细胞核[8]，对 Treg 的分化和功能发挥至关重要[9]，并介导 Treg 的免疫调节功能[4,5,10]，FOXP3 的突变可以导致 Treg 的功能缺陷，从而导致自身免疫病的发生[11,12]。在 CD4+CD25-T 细胞中诱导表达 FOXP3 后，可以获得免疫抑制功能，更进一步证明了 FOXP3 对 Treg 发挥正常功能的重要性[10,13]。

FOXP3 介导的 Treg 的免疫调节功能是通过 FOXP3 与若干转录共调节蛋白(如转录因子、共抑制因子、共激活因子、组蛋白以及染色质重建因子)形成蛋白复合体动态调控基因特异性转录。例如，FOXP3 通过

第二外显子编码区与 RORγt 相互作用，抑制 RORγt 对 IL-17A 启动子的激活作用，促进静息 T 细胞向 Treg 发育[14]。转录因子 NFAT 和 AP-1（Fos-Jun）形成 NFAT/AP-1/DNA 复合物调控 T 细胞激活相关基因的表达。NFAT 和 AP-1 能够与 IL-2 启动子结合，促进 IL-2 的表达。FOXP3 和 NFAT 相互作用，形成 NFAT/FOXP3 复合物，竞争性抑制 NFAT/AP-1/DNA 复合物的形成，从而阻断了 NFAT 的活化，抑制 IL-2 的表达。

FOXP3 的转录抑制功能还受翻译后修饰调节，特别是乙酰化调节。研究发现，FOXP3 蛋白可以直接与组蛋白乙酰转移酶 TIP60 相互作用，TIP60 乙酰化 FOXP3，抑制其泛素化，增强其稳定性，增强 FOXP3 的转录抑制活性。用 shRNA 敲除细胞内源 TIP60，会减弱 FOXP3 介导的转录抑制功能[15]。同时还发现，FOXP3 能和 Ⅱ 型组蛋白去乙酰化酶 HDAC7 及 HDAC9 相互作用，形成 FOXP3-TIP60-HDAC 转录复合物，通过翻译后修饰动态调控 FOXP3 的功能。FOXP3 的乙酰化还受到另一个组氨酸乙酰转移酶 p300 和组蛋白去乙酰化酶 SIRT1 的调控[16]。p300 和 FOXP3 相互作用，并且促使 FOXP3 乙酰化。乙酰化提高了 FOXP3 的稳定性，使其不容易被降解，因此，增加了 FOXP3 蛋白水平及活性，从而增强 Treg 的免疫抑制功能。SIRT1 和组蛋白去乙酰化转移酶（HDAC）的作用与之相反，降低 FOXP3 乙酰化水平，抑制 FOXP3 蛋白水平及活性，抑制 Treg 的正常功能[17,18]。

鉴于 FOXP3+ 调节性 T 细胞在自身免疫性疾病、移植排斥以及过敏性疾病等的重要作用，目前靶向 FOXP3 阳性调节性 T 细胞亚群的药物开发，已经成为生物治疗自身免疫性疾病等的新途径。

CD4+T 细胞亚群 Th1 和 Th17 在炎症免疫反应中伴随活化诱导性细胞凋亡（activation induced cell death, AICD）[19]。AICD 有两种方式：外源性死亡受体途径和内源性线粒体途径，这两种途径相互作用，外源性途径的激活，可以确保线粒体途径中细胞凋亡的执行[20]。外源性死亡配体诱导的凋亡信号有两种转导方式：通过一系列的级联反应直接激活效应器 Caspase-3，引起细胞凋亡；通过凋亡相关蛋白，诱导线粒体外膜通透性改变，激活 Caspase-9，最后激活效应器 Caspase-3，进入内源性线粒体凋亡通路。在内源性线粒体通路中，促凋亡分子 Bax 上调，抗凋亡分子 Bcl-2 下调，导致线粒体膜电位崩解引起细胞色素 C 释放到细胞质中与凋亡蛋白酶激活因子结合，形成细胞色素 C/凋亡蛋白酶激活因子凋亡体，进而促进 Caspase-9 前体的自身活化，激活 Caspase-3 前体，导致细胞凋亡。

PDCD5 起初是作为促凋亡分子而被发现的。1999 年，Hongtao Liu 利用 cDNA-RDA 技术从撤除生长因子诱导凋亡的人红系白血病细胞 TF-1 中克隆得到了凋亡相关基因 PDCD5，且当时被命名为 TFAR19（TF-1 cell apoptosis related gene 19）[21]。

之后数十年研究集中在 PDCD5 的促肿瘤凋亡方面，研究者对 PDCD5 生物活性有了较为全面的认识，并取得了一系列创新型的研究成果。PDCD5 基因进化保守，表达谱广泛，定位于胞质和胞核。在细胞凋亡早期 PDCD5 的 mRNA 和蛋白水平表达上调，并伴有明显的核转位[22]，体内外实验证明，rhPDCD5 能够促进多种肿瘤细胞凋亡[23-26]，是一个潜在的新抑癌基因，能够通过结合组蛋白乙酰转移酶 TIP60 和 P53，在 TIP60-P53 通路中发挥促进肿瘤细胞凋亡的作用[27]，同时通过 P53-P21 通路参与细胞周期的调控。

PDCD5 的表达异常与多种疾病的发生有关。大量的研究报告证明，PDCD5 在肿瘤细胞的表达明显低于正常细胞，如肺癌[28]、胃癌[29]、脑胶质瘤[30]、前列腺癌[31]、软骨肉瘤[32]、白血病[33,34]以及卵巢上皮性癌[35]等。PDCD5 的低表达与胃癌以及软骨肉瘤的不良预后密切相关[29,32]；临床研究还证实急性粒细胞白血病病人比慢性粒细胞白血病病人表达更低的 PDCD5，慢性粒细胞白血病病人，尤其是加速/急变期的慢性粒细胞白血病病人，PDCD5 表达量与 BCR-ABL 表达量呈负相关[33]。

近 5 到 10 年，部分研究工作集中在 PDCD5 的免疫调节作用。

2005 年，Stelzl 用高通量酵母双杂交技术研究发现 PDCD5 与 TIP60 相互作用[36]。

2007 年，Bin Li 等人研究发现 TIP60 和 FOXP3 相互作用，通过增加 FOXP3 的乙酰化促进 Treg 细胞分化并增强 Treg 细胞的免疫负向调节功能[15]。

2009 年，Lanjun Xu 等人利用免疫共沉淀技术研究发现 PDCD5 和 TIP60 直接相互作用，通过抑制 Mdm2 介导的泛素化和蛋白酶体降解，明显增加 TIP60 蛋白的稳定性，延长 TIP60 的半衰期，增强 TIP60 的乙酰化功能，在 DNA 损伤诱导的细胞凋亡过程中与 TIP60 发挥协同作用，加速细胞的凋亡进程[27]。

2013 年，Juan Xiao 等人利用免疫共沉淀和 GST-pulldown 技术研究发现，PDCD5、TIP60、FOXP3 三者相互作用并在细胞核中共定位。PDCD5 和 TIP60 协同正向调节 FOXP3，促进 FOXP3 蛋白的乙酰化，抑制其泛素化，增加 FOXP3 对下游 IL-2 启动子活性的抑制。小鼠原代淋巴细胞过表达 PDCD5 增加 nTreg 的百分比。初始 T（naive T）细胞过表达 PDCD5 能够促进 naive T 细胞对 TGF-β 诱导的 FOXP3$^+$ Treg 极化的敏感性，增加单个细胞 FOXP3 的蛋白水平和 FOXP3$^+$Treg 的百分比，并且这些诱导分化的 Treg 细胞具有免疫抑制功能[37]。

2013 年，Juan Xiao 等人利用 PDCD5 转基因动物构建自身免疫病——多发性硬化动物模型 EAE 发现，PDCD5 转基因鼠的临床瘫痪症状、中枢神经系统炎性淋巴细胞浸润和脱髓鞘症状较野生鼠减轻。PDCD5 抑制 EAE 的发生发展，这种抑制作用和 Treg 与 Th2 的上调、Th1 与 Th17 的下调相关，同时伴随血清中促炎细胞因子 IFN-γ、IL-17A、IL-22 和 TNFα 的降低和抗炎症细胞因子 IL-10 和 IL-4 的升高[37]。

2015 年，Juan Xiao 等人利用 rhPDCD5 治疗自身免疫病——多发性硬化动物模型 EAE 发现，rhPDCD5 预防性和治疗性注射小鼠，均可以抑制 EAE 临床症状和中枢神经系统损伤。RhPDCD5 的抗炎作用是由于 Th1/Th17 细胞比例降低伴随促炎性细胞因子 IFN-γ 和 IL-17A 的减少。此外，rhPDCD5 还诱导髓鞘反应性 CD4$^+$T 细胞凋亡，同时上调 Bax 和下调 Bcl-2，激活 Caspase-3。因此，rhPDCD5 的促髓鞘反应性 CD4$^+$T 细胞凋亡与线粒体凋亡通路相关[38]。

2015 年，Juan Xiao 等人利用 rhPDCD5 治疗自身免疫病——类风湿性关节炎模型 CIA 发现，rhPDCD5 可显著延缓 CIA 大鼠的发病时间，降低 CIA 的发病率，减轻 CIA 大鼠的关节肿胀程度。rhPDCD5 上调 CIA 大鼠体内 FOXP3$^+$ Treg 细胞，下调 Th1 和 Th17 的百分比。同时，rhPDCD5 治疗抑制了 CIA 大鼠促炎细胞因子 IL-6、IL-17A、TNF-α 和 IFN-γ 的产生，上调了 CIA 大鼠抗炎细胞因子 TGF-β1 和 IL-10 的分泌。此外，rhPDCD5 能够抑制Ⅱ型胶原蛋白(CⅡ)刺激活化的脾细胞和淋巴结细胞的增殖能力，促进CⅡ刺激活化的 CD4$^+$T 淋巴细胞凋亡。rhPDCD5 治疗 CIA 大鼠的效果与重组人 TNF-α 受体(rhTNFR:Fc)治疗效果相似[39]。

2017 年，Feng Yuan 等人利用 PDCD5 转基因动物构建自身免疫病-类风湿性关节炎模型 AIA 研究发现，PDCD5 转基因鼠的临床症状和关节组织学损伤较野生鼠减轻；且 PDCD5 转基因鼠体内 Treg 细胞水平和抗炎性细胞因子 IL-4、IL-10 水平升高，Th1/Th17 细胞水平下降，促炎性细胞因子 IFN-γ、IL-6、IL-17A 和 TNF-α 的 mRNA 水平下降[40]。

临床相关研究证实，类风湿性关节炎患者血浆和滑液 PDCD5 浓度显著升高，血浆和滑液 PDCD5 水平与 TNF-α 浓度呈负相关，血浆 PDCD5 水平与 C 反应蛋白和红细胞沉降率呈负相关[41]，血清 PDCD5 水平与类风湿性关节炎患者血清和滑液中 IL-17 水平呈负相关[42]。

PDCD5 的免疫调节功能有可能通过两方面来实现：第一，通过增强 TIP60 介导的 FOXP3 乙酰化，促进 Treg 分化进而上调 Treg 细胞水平，并增强 Treg 细胞的免疫抑制功能；第二，下调炎症性 CD4$^+$T 细胞

Th1 和 Th17 的水平。

　　Th1 和 Th17 水平的下调，一方面可能是 PDCD5 促进活化的炎症性淋巴细胞凋亡的直接作用，另一方面可能是 PDCD5 通过上调 Treg 进而抑制 Th1、Th17 细胞分化的间接作用。

　　PDCD5 的免疫调节作用的发现，可能为自身免疫病发病机制提供新的研究线索，也可能为临床治疗自身免疫病提供新的分子靶点。

第1章　PDCD5 研究背景

1.1　PDCD5 的发现和命名

PDCD5 是北京大学人类疾病基因研究中心应用 cDNA-RDA（cDNA-representative differences analysis）技术，在撤除细胞因子导致凋亡的 TF-1 细胞中克隆得到的拥有自主知识产权的新功能基因，1999 年在国际杂志发表论文时，曾命名为 TFAR19（TF-1 cell apoptosis related gene 19）[21]，2002 年国际人类基因命名委员会将其统一命名为 PDCD5（programmed cell death 5，程序性细胞死亡分子5）。

1.2　PDCD5 的基因和蛋白结构

PDCD5 定位于 19q13.1，由 6 个外显子和 5 个内含子组成，基因全长 6265 bp，cDNA 全长 604bp（图 1.1），包含 polyA 和 AATAA 信号。5'-上游区域 GC 含量高，有很强的启动子活性。PDCD5 在种属进化过程中是高度保守基因，并且随着种属从低等到高等的进化，同源性不断增加。如酵母的 PDCD5 基因与人在核苷酸水平上的同源性只有 32%，果蝇、小鼠的 PDCD5 基因与人在核苷酸水平上有 57% 和 81% 的同源，而小鼠的 PDCD5 与人在蛋白水平上的同源性高达 96%[43]。

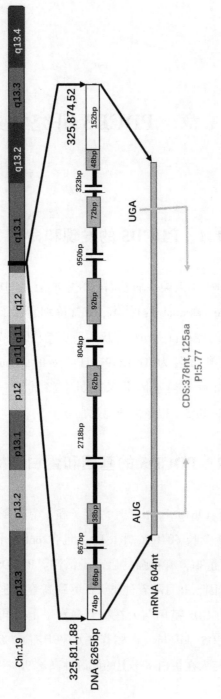

图1.1　PDCD5基因染色体位置、基因结构图

　　PDCD5 蛋白相对分子量为 14285Da，由 125 个氨基酸组成，如图 1.2 所示。等电点为 5.77(图 1.1)，包含 3 个结构域，外显子 6 可能是编码与促凋亡活性相关的功能结构域。在 PDCD5 中不存在明显的疏水区和跨膜区。人 PDCD5 定位于细胞质和细胞核。小鼠 PDCD5 可能定位于细胞膜[44]。PDCD5 蛋白包含 cAMP-和 cGMP-依赖性蛋白激酶磷酸化位点，PKC 磷酸化位点，酪氨酸激酶 Ⅱ 激酶位点。细胞发生凋亡时，PDCD5 的蛋白表达增多，并且从细胞浆转移，向细胞核内积聚。

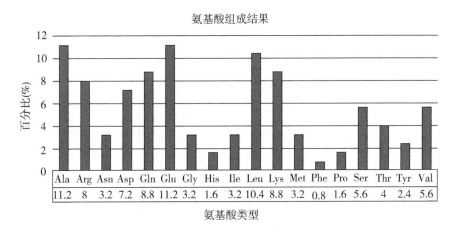

图 1.2　人 PDCD5 氨基酸组成成分

1.3　PDCD5 二级结构预测

　　采用 SOPMA 在线工具预测人 PDCD5 蛋白质二级结构，人 PDCD5 蛋白二级结构的氨基酸序列中 α-螺旋(Hh)为 62.40%，β-转角(Tt)为 1.60%，无规卷曲(Cc)为 27.20%，延伸链(Ee)为 8.80%。如图 1.3 所示，从组成数据可以看出，该蛋白二级结构的主要元件为 α-螺旋和无规卷曲。

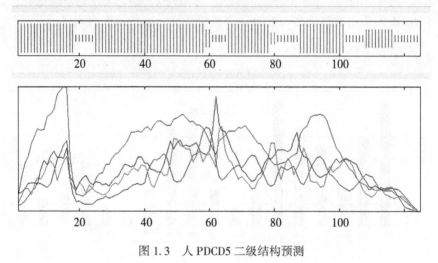

图 1.3　人 PDCD5 二级结构预测

1.4　PDCD5 跨膜区、亚细胞定位预测

　　使用 TMHMM Server v. 2. 0 在线软件对 PDCD5 进行跨膜区域分析，如图 1.4 所示，人 PDCD5 蛋白并不存在跨膜区结构，由此推测，该蛋白可能是非跨膜蛋白。利用 PSORT Ⅱ软件预测人 PDCD5 蛋白的亚细胞定位，发现人 PDCD5 蛋白有 43.5% 位于核，30.4% 位于细胞质，17.4%位于线粒体，8.7%位于细胞骨架。

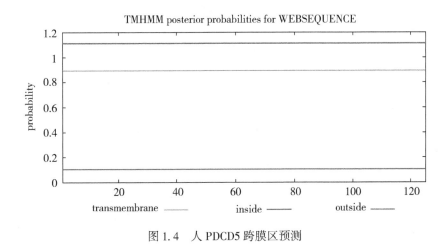

图 1.4　人 PDCD5 跨膜区预测

1.5　PDCD5 基因的 RNA 结构分析

用在线软件 RNAfold WebSever 分析 PDCD5 基因的 RNA 结构，如图 1.5 所示，该结构使用最小自由能分析（MFE secondary structure）得到最小化的二级结构。

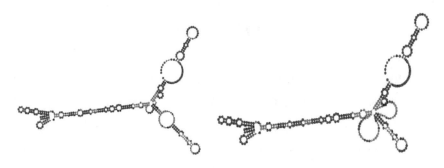

图 1.5　PDCD5 基因 RNA 结构预测

1.6　PDCD5 磷酸化位点预测

通过 NetPhos 3.1 Server 在线工具预测人 PDCD5 蛋白的磷酸化位点，如图 1.6 所示，人 PDCD5 蛋白有多个磷酸化位点，但只有 6 个丝氨酸、5 个苏氨酸和 2 个酪氨酸的磷酸化能力超过了阈值，表明人 PDCD5 蛋白共有 13 个磷酸化位点。

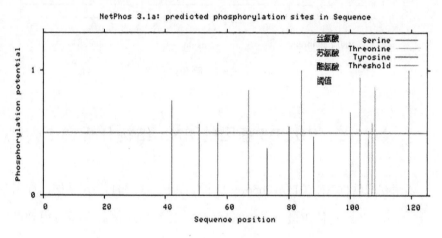

图 1.6　人 PDCD5 磷酸化位点预测

1.7　PDCD5 的表达谱

PDCD5 基因进化保守，表达谱广泛，如图 1.7 所示。PDCD5 的 mRNA 在 50 余种人类组织中均有表达，在造血系统和成年的结肠、睾丸、肾脏、肾上腺、胎盘及脂肪中高表达，在胚胎组织中的表达水平远低于成年组织。多序列对比显示，PDCD5 有许多氨基酸位点高度保守，在各物种保持不变，这些保守位点可能有助于维持结构稳定并参与蛋白质分子间相互作用，PDCD5 的进化保守性提示它是具有重要生物学功能的基因。

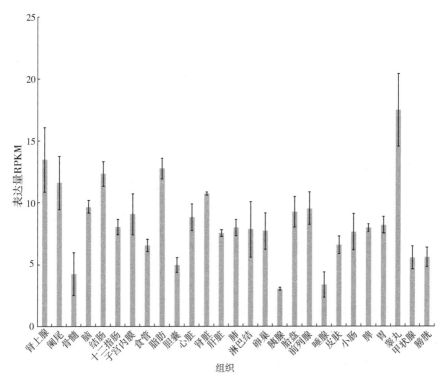

图 1.7 人 PDCD5 在组织中的表达预测

1.8 PDCD5 与各种疾病的相关性

PDCD5 的表达异常与多种疾病的发生有关。大量的研究报告证明，PDCD5 在肿瘤细胞的表达明显低于正常细胞，如肺癌[28]、胃癌[29]、脑胶质瘤[30]、前列腺癌[31]、软骨肉瘤[32]、白血病[33,34]、喉鳞状细胞癌[35]以及卵巢上皮性癌[36]等。PDCD5 的低表达与胃癌以及软骨肉瘤的不良预后密切相关[29,32]。急性髓系白血病（acute myeloid leukemia，AML）病人比慢性髓系白血病（chronic myeloid leukemia，CML）病人相比较，表达更低水平的 PDCD5，CML 病人、尤其是加速/急变期的 CML

病人，PDCD5 表达量与 BCR-ABL 表达量呈负相关[33]。

此外，PDCD5 的异常表达也参与某些自身免疫性疾病和炎症等过程，如系统性红斑狼疮（SLE）[47-49]、银屑病[50,51]、骨关节炎[52,53]、类风湿性关节炎[54-56]。类风湿关节炎病人的研究证明，PDCD5 的表达水平与炎症细胞因子 IL-17 和 TNF-α 的表达呈现明显的负相关[41,42]，并与疾病的活动有关，银屑病中 PDCD5 的 mRNA 水平下调与 CPG 岛甲基化相关[50]。

PDCD5 转基因动物研究证明，心肌高表达 PDCD5 与心脏重塑密切相关，首次证明了 PDCD5 在心脏重塑中发挥重要作用[57]。

1.9　PDCD5 的功能

1.9.1　PDCD5 与程序性细胞死亡

1. PDCD5 促进凋亡和 paraptosis

细胞凋亡（apoptosis）是一个由基因调控的主动而有序的细胞自我消亡过程，它是指一连串连续性的不伴有炎症反应的细胞变化，最终导致细胞死亡。1972 年，澳大利亚昆士兰大学的 Kerr 和 Curry 等在许多组织中发现了一种自发性细胞死亡现象，它发生于组织中散在的细胞，进展快，不易观察到，这种在许多正常组织中存在的散在不完整细胞及细胞碎片的现象就是凋亡。细胞凋亡大多数是生理性的，某些疾病刺激也可诱导细胞凋亡。凋亡细胞明显皱缩，且胞核、胞质致密化。它的突出变化就是核酸内切酶被激活，并导致染色体 DNA 降解，产生 180 ～ 200bp 为基本单位的大小不同的片断，并最终形成凋亡小体。凋亡小体可由胞体脱落到间质，被吞噬细胞识别，并吞噬。细胞凋亡的生物学意义主要在于清除多余的、无用的及发育不正常的细胞，清除有害及衰老细胞。

生命有机体在生长发育过程中离不开细胞的增殖、分化和凋亡。它们相互协调,共同维持正常有机体的生长平衡,这种平衡受到外界环境因素和机体内部因素的影响。如果这种平衡被打破,细胞凋亡受抑或细胞凋亡过度,并且机体不能重新恢复平衡,将会导致某些疾病的发生,如肿瘤、获得性免疫缺陷综合征(AIDS)、动脉粥样硬化等。

细胞凋亡发生的原因和途径是复杂多样的,其分子调控机制仍然需要进一步阐明。细胞凋亡的重要特点之一就是,它的发生与发展是由细胞内相关基因调节控制的。随着研究的不断深入,新的凋亡调控基因不断被发现,各基因之间存在着复杂的相互关系。

PDCD5 基因参与细胞凋亡途径。以质粒或者腺病毒为载体过表达 PDCD5 以及大肠杆菌纯化表达的人重组蛋白 PDCD5(recombinant human PDCD5,rhPDCD5)不能直接诱导凋亡,但是在凋亡诱导条件下,可以促进凋亡。在撤除细胞因子条件下,PDCD5 可以促进凋亡[21]。PDCD5 可以增加肿瘤细胞对化疗药物,如顺铂(cisplatin)[24,58-63]、去甲柔红霉素(idarubicin)[23,26]、阿霉素(doxorubicin)[27,64]、依托泊苷(etoposide)[65,66]、紫杉醇(paclitaxel)[67] 以及 UV 照射的敏感性[27]。凋亡发生时,在磷脂酰丝氨酸外翻和 DNA 断裂之前,PDCD5 迅速发生核转位[22]。

paraptosis 是一种 caspase 非依赖性的非凋亡性细胞程序性死亡。paraptosis 在形态学上与凋亡不同,不具备凋亡的典型特征,即缺少染色质的新月形凝集和凋亡小体。paraptosis 以胞浆空泡的形成为特征,在整个过程中,胞浆和胞核密度增加,线粒体肿胀,但细胞膜和细胞器仍保持完整,无"阶梯状 DNA 区带",ISEL、TUNEL 标记为阴性。paraptosis 过程中有 RNA 及蛋白质合成。过表达肿瘤坏死因子受体超家族成员 TAJ/TROY 可以诱导细胞 paraptosis,PDCD5 可以促进 TAJ/TROY 诱导的 paraptosis[68]。

2. PDCD5 与自噬

自噬作用是细胞利用溶酶体对自身组成部分降解和再利用的生理过

程。它主要用于清除和降解细胞内受到损伤的细胞结构、衰老的细胞器，以及不再需要的生物大分子，如图 1.8 所示。自噬作用类似于细胞内的"废物回收站"，通过回收自噬过程中产生的氨基酸，细胞可以为合成新蛋白和构建细胞器提供原料。日本大隅良典教授等人在 20 世纪 90 年代的一系列研究中详细描述了酵母中自噬过程中的形态，发现了自噬作用需要的关键基因，因对细胞自噬机制的研究，而获得了 2016 年诺贝尔生理学或医学奖。

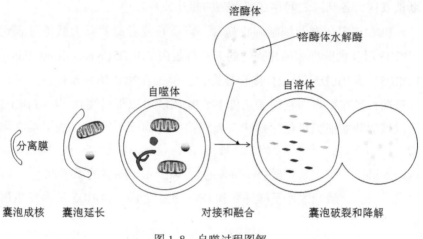

图 1.8　自噬过程图解

PDCD5 在心脏重塑发挥重要作用，小鼠心脏组织中过度表达 PDCD5，导致扩张型心肌病和血管紧张素 Ⅱ 诱导的心肌肥大，这种效应可能与 TP53 活性增加和自噬能力的提高有关[58]。在 β-肾上腺素诱导的心脏重塑中，PDCD5 通过诱导自噬和抑制凋亡来改善心脏功能[72]。缺血再灌注动物模型中，抑制中枢神经系统 PDCD5 表达改善缺血性脑损伤，这种作用与自噬水平下调有关[70,71]。

3. PDCD5 与细胞周期阻滞

PDCD5 调控细胞周期。在 U2OS 细胞中，一旦 DNA 损伤，PDCD5

增强 TP53 的磷酸化，被招募至 P21 启动子，引起 P21 转录活化和细胞 G1 期阻滞[72]。在 BGC823 细胞中，PDCD5 引起细胞 G2 期阻滞[59]。在 MG-63 细胞中，PDCD5 通过抑制 Ras/Raf/MEK/ERK 信号通路，引起细胞 G2/M 期阻滞[73]。在 HepG2 中细胞，PDCD5 引起细胞 G1 或者 G2 期阻滞[58,74]。

1.9.2 PDCD5 与自身免疫

2005 年，Stelzl 用高通量酵母双杂交技术研究发现，PDCD5 与 TIP60(tat interacting protein 60) 相互作用[36]。TIP60 是一种乙酰化转移酶，在基因转录、染色质重塑、组蛋白乙酰化、DNA 修复、自噬和凋亡中发挥重要作用。研究发现，PDCD5 和 TIP60 相互作用，且 PDCD5 增强 TIP60 的稳定性，增强 TIP60 的乙酰化功能[27]。进一步研究发现，PDCD5、TIP60、FOXP3(forkhead box P3 gene) 三者相互作用，在细胞核中共定位。PDCD5 增强 TIP60 介导的 FOXP3 的乙酰化功能[37]。FOXP3 是免疫调节细胞 Treg 的关键转录因子(T regulatory cell)，促进 FOXP3 的乙酰化，可以促进 Treg 细胞分化并增强 Treg 细胞的免疫负向调节作用。因此，推断 PDCD5 可能通过增强 TIP60 介导的 FOXP3 乙酰化促进 Treg 细胞分化，对自身免疫性疾病发挥免疫负向调节作用。

第 2 章　PDCD5 和 FOXP3 相互作用

2.1　PDCD5 促进 TIP60 介导的 FOXP3 蛋白乙酰化

Tat 相互作用蛋白 60（Tat interacting protein 60，TIP60）是一种乙酰化转移酶，在基因转录、染色质重塑、组蛋白乙酰化、DNA 修复、自噬和凋亡中发挥重要作用。

叉头/翼状螺旋转录因子（forkhead box P3，FOXP3）是 Treg 细胞的关键转录因子，对 Treg 细胞的分化发育和功能发挥至关重要，FOXP3 的突变或者缺失可以引起 Treg 细胞功能缺陷，从而引起自身免疫病，在细胞中诱导表达 FOXP3，可以使细胞获得免疫抑制功能。

PDCD5 和 TIP60 相互作用，促进 TIP60 的乙酰化活性[27]，TIP60 也能结合 FOXP3，促进 FOXP3 蛋白的乙酰化和稳定性[15]。本章探索 PDCD5 是否能够在 TIP60-FOXP3 通路中发挥正向调节作用，为此进行了下列研究。

将 HA-FOXP3、TIP60 和 PDCD5 三种质粒共同转染 293T 细胞，于 37℃细胞培养箱培养 48 小时之后裂解细胞，收获细胞裂解液，用抗 HA 抗体沉淀细胞裂解液，western blot 检测 FOXP3 的蛋白水平以及乙酰化水平，结果如图 2.1 所示，PDCD5 和 TIP60 单独过表达均能够增加 FOXP3 的蛋白水平和乙酰化水平，在细胞中同时过表达 PDCD5 和 TIP60 时，能够进一步提高 FOXP3 的蛋白水平和乙酰化水平，初步的研究结果提示，PDCD5 和 TIP60 对 FOXP3 的调节具有协同作用，

PDCD5 单独过表达引起的 FOXP3 的蛋白水平和乙酰化水平上调，可能是通过增强内源性 TIP60 的活性实现的。

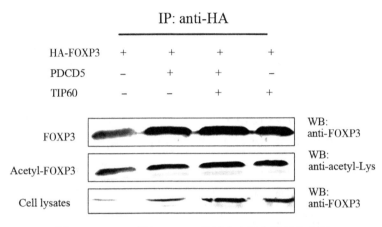

图 2.1　PDCD5 增加 FOXP3 的蛋白水平和乙酰化水平

为了更进一步验证 PDCD5 通过内源性 TIP60 对 FOXP3 发挥作用，将 HA-FOXP3，si TIP60 和 PDCD5 质粒共转染 293T 细胞，培养 48 小时之后裂解细胞，收获细胞裂解液，使用抗 HA 抗体沉淀细胞裂解液，western blot 检测 FOXP3 的蛋白水平以及乙酰化水平。结果如图 2.2 所

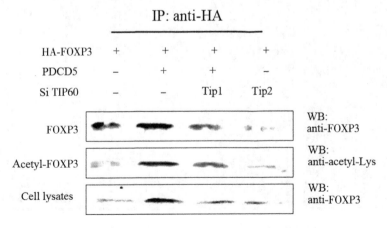

图 2.2　抑制内源性 TIP60 的表达，PDCD5 介导的 FOXP3 蛋白水平和乙酰化水平下调

示，当抑制内源性 TIP60（两条 si TIP60：Tip1 和 Tip2）的表达时，
PDCD5 介导的 FOXP3 的蛋白水平以及乙酰化水平显著下调，提示
PDCD5 通过 TIP60 调节 FOXP3 的蛋白水平和乙酰化水平，PDCD5 是
TIP60-FOXP3 通路的正向调节分子。

2.2　PDCD5 和 FOXP3 在细胞核中共定位

　　既然 PDCD5 可以增强 TIP60 介导的 FOXP3 乙酰化功能，那么是否
在细胞内可能存在 PDCD5-TIP60-FOXP3 的复合物呢？为了进行这项研
究，将 TIP60 和 FOXP3 表达载体共转染 293T 细胞，培养 48 小时后，
将 293T 细胞固定通透，进行 TIP60 和 FOXP3 荧光抗体染色，以及内源
性 PDCD5 荧光抗体染色，利用激光共聚焦显微镜观察 PDCD5、TIP60
和 FOXP3 的定位，如图 2.3 所示，PDCD5（绿色荧光）、TIP60（蓝色荧
光）和 FOXP3（红色荧光）在胞核中存在共定位。

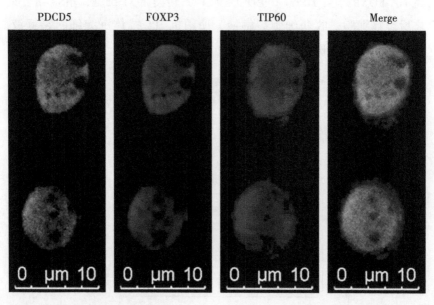

图 2.3　PDCD5、TIP60、FOXP3 三者在 293T 细胞核中存在共定位

2.3　PDCD5 和 FOXP3 相互作用

2.3.1　免疫共沉淀实验证实 PDCD5 和 FOXP3 相互作用

PDCD5，TIP60 和 FOXP3 在胞核中存在共定位，为了进一步验证 PDCD5 和 FOXP3 是否存在相互作用，下面分别进行免疫共沉淀实验 (Co-IP) 和 GST-pull down 实验。

在 293T 细胞中同时转染 PDCD5 和 HA-FOXP3 表达载体，培养 48 小时之后，收获细胞裂解液，使用抗 HA 抗体沉淀细胞裂解液，Western Blot 实验发现，抗 HA 抗体沉淀物中有 PDCD5 的存在(图2.4)，Co-IP 实验结果提示，PDCD5 和 FOXP3 在哺乳动物细胞中能够相互结合。

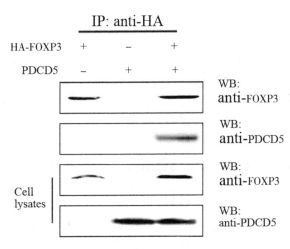

图 2.4　免疫共沉淀实验提示 PDCD5 和 FOXP3 相互作用

2.3.2　GST-pull down 实验证实 PDCD5 和 FOXP3 相互作用

接下来，GST-pull down 实验进一步证明了 PDCD5 和 FOXP3 存在相互作用。在 293T 细胞中转染 FOXP3 表达载体，培养 48 小时之后，收获细胞裂解液，将细胞裂解液与 GST（对照）或 GST-PDCD5 共同孵育 2 小时，Western Blot 实验发现，在 GST-PDCD5 沉淀物中有 FOXP3 的存在，而 GST 沉淀物中没有 FOXP3 蛋白，如图 2.5 所示。

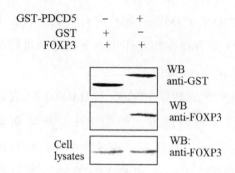

图 2.5　GST-pull down 实验提示 FOXP3 和 PDCD5 相互作用

Co-IP 和 GST-pull down 实验结果均提示 PDCD5 和 FOXP3 相互作用。由于内源性 TIP60 的表达量太低，难以检测，Co-IP 和 GST-pulldown 的实验结果并没有排除内源性 TIP60 的存在，因此，PDCD5 是直接和 FOXP3 相互作用，还是通过结合 TIP60 或者其他乙酰化转移酶结合 FOXP3，还有待进一步探讨。

2.4　PDCD5 以剂量依赖性增加 FOXP3 的蛋白和乙酰化水平

在明确了 PDCD5 和 FOXP3 的相互作用以后，接下来本节进一步研究 PDCD5 和 FOXP3 相互作用的意义。

前面研究结果已经初步发现，PDCD5 能够通过 TIP60 调节 FOXP3 的乙酰化和蛋白水平，接下来进一步证实 PDCD5 对 FOXP3 的调节作用是否具有剂量依赖性。在 293T 细胞中共转染不同剂量的 PDCD5（0，2，

5，10μg)质粒和固定剂量的 HA-FOXP3 质粒，培养 48 小时之后收获细胞裂解液，使用抗 HA 抗体沉淀细胞裂解液，Western Blot 实验检测沉淀物中 FOXP3 的蛋白水平和乙酰化水平。实验结果显示，随着 PDCD5 的表达量增加，FOXP3 的蛋白水平和乙酰化水平也呈剂量依赖性正比例增加，这进一步证实了 PDCD5 能够增加 FOXP3 的蛋白水平和乙酰化水平，如图 2.6 所示。

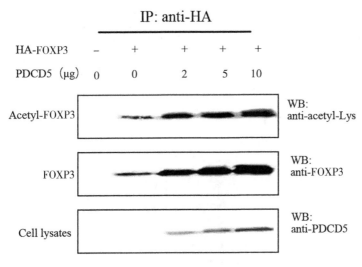

图 2.6　PDCD5 增加 FOXP3 的蛋白水平和乙酰化水平

2.5　PDCD5 抑制 FOXP3 泛素化

蛋白乙酰化是在乙酰转移酶的作用下，在蛋白质赖氨酸残基上添加乙酰基的过程，是细胞调控基因表达、蛋白活性或功能的一种机制。

泛素化是指泛素分子(广泛分布在真核细胞中的高度保守的小分子球状蛋白)在一系列酶(泛素激活酶、结合酶、连接酶和降解酶)的催化下，其 C 端甘氨酸与靶蛋白的赖氨酸侧链相连，随后其他泛素分子以甘氨酸结合到先前结合的泛素分子的侧链上形成多泛素化链。泛素化在蛋白质的定位、代谢、功能、调节和降解中发挥重要作用。

由于乙酰化和泛素化修饰共同作用于靶蛋白的赖氨酸残基，乙酰化水平的增加，可能意味着泛素化水平的下调，因此，推测 PDCD5 在增加 FOXP3 蛋白乙酰化的同时，可能会抑制 FOXP3 蛋白泛素化水平，本节接下来对 FOXP3 的泛素化水平进行检测。在 293T 细胞中共转染 PDCD5 和 HA-FOXP3 质粒，培养 48 小时之后，收获细胞裂解液，使用抗 HA 抗体沉淀细胞裂解液，western blot 检测沉淀物中 FOXP3 蛋白的泛素化水平，结果如图 2.7 所示，与预期结果一致，过表达 PDCD5 在促进 FOXP3 蛋白乙酰化的同时，可以抑制 FOXP3 蛋白的泛素化。

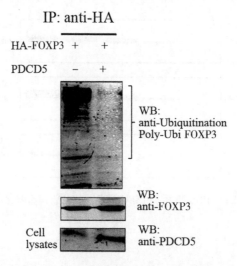

图 2.7 PDCD5 抑制 FOXP3 蛋白的泛素化水平

2.6 PDCD5 增强 FOXP3 对 IL-2 promoter 的抑制功能

由于 FOXP3 蛋白的乙酰化修饰可以抑制其泛素化修饰，增加 FOXP3 蛋白的稳定性和表达水平，增加 FOXP3 的转录抑制功能。增加原代细胞中 FOXP3 蛋白的乙酰化水平，可以诱导出更多的 FOXP3⁺ Treg 细胞，同时伴随单个 FOXP3⁺ Treg 细胞的 FOXP3 蛋白表达水平增高，而且增强 FOXP3⁺ Treg 细胞的免疫抑制功能。为了检测 PDCD5 对 FOXP3 介导的转录抑制功能是否有影响，本节接下来进行 IL-2 启动子荧光素酶报告系统分析。

转录因子-活化 T 细胞核因子 (nuclear factor of activated T cells, NFAT) 和 AP-1 (Fos-Jun) 形成 NFAT/AP-1/DNA 复合物调控 T 细胞激活相关基因的表达。NFAT 和 AP-1 能够与 IL-2 启动子结合，促进 IL-2 的表达[75]。FOXP3 也能与 NFAT 相互作用。FOXP3 和 AP-1 都能结合到 IL-2 启动子的 ARRE2 位点，且它们的结合是相互排斥的。故 FOXP3 和 AP-1 竞争与 NFAT 及 DNA 的结合，与 NFAT 协同结合 IL-2 启动子，进而抑制 IL-2 的产生。

将 NFAT 和图 2.8 所示的各种质粒共同转染 293T 细胞，培养 36 小时后，收获并裂解细胞，测量裂解液中荧光素酶活性。将单独转染 FOXP3 对 IL-2 报告酶系统的抑制设置为 100%。结果如图 2.8 所示，过表达 PDCD5 明显增强 FOXP3 对 IL-2 promoter 的抑制功能，如图2.8(a) 所示，而敲减内源性 PDCD5，则减弱 FOXP3 对 IL-2 promoter 的抑制功能，如图 2.8(b) 所示。

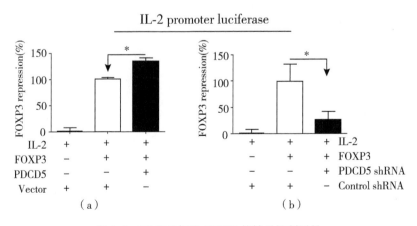

图 2.8 PDCD5 加强 FOXP3 的转录抑制活性

综合上述的研究结果，PDCD5 增强 TIP60 介导的 FOXP3 蛋白乙酰化，PDCD5、TIP60、FOXP3 三者相互作用，并在细胞核中存在共定位现象，PDCD5 以剂量依赖性增加 FOXP3 的蛋白和乙酰化水平，PDCD5 抑制 FOXP3 蛋白的泛素化水平，且增强 FOXP3 对 IL-2 promoter 的抑制功能。

因此，PDCD5 可能在 TIP60-FOXP3 通路发挥重要的正向调节作用，增强 FOXP3 的抑制活性。

第3章　PDCD5转基因鼠（PDCD5tg）的鉴定

作为 Treg 的特异性转录因子，FOXP3 的稳定和持续表达，对 Treg 的分化发育和免疫抑制功能发挥具有决定作用。

FOXP3 介导的 Treg 的免疫调节功能是通过 FOXP3 和其他转录共调节蛋白（如转录因子、共抑制因子、共激活因子、组蛋白以及染色质重建因子）形成蛋白复合物动态调控基因特异性转录[76]。例如，FOXP3 通过第二外显子编码区与 RORγt 相互作用，抑制 RORγt 对 IL-17A 启动子的激活作用，促进静息 T 细胞向 Treg 发育[14]。另外，FOXP3 能通过与对胸腺 T 细胞发育非常重要的转录因子家族 AML1（acute myeloid leukaemia 1）/Runx（Runt related transcription factor 1）以及 AML2（Runx 3）、AML3（Runx 2）相互作用来抑制 AML1 诱导的 IL-2 的表达。AML1 能通过结合相应的基因启动子激活 CD4 阳性 T 细胞中 IL-2 和 IFN-γ 的表达，但抑制 Treg 表面分子标记（如 CD25、CTLA-4 和 GITR）的表达[77]。由于 AML/Runx 家族转录因子活性可能和自身免疫病的发生有关，FOXP3 对 AML1 的抑制作用可能有利于 Treg 介导的免疫抑制作用。

Treg 细胞在外周通过抑制自身反应性 T 细胞的活性来维持自身免疫耐受。Treg 细胞和自身反应性 T 细胞的平衡对于个体免疫内环境的稳定至关重要，一旦这种平衡关系被打破，将导致严重的自身免疫性疾病。增强 Treg 细胞数量和功能的方法，为治疗自身免疫性疾病提供了新的思路和方法。

　　FOXP3 转录后，受乙酰化和去乙酰化调节，乙酰化修饰可以增强 FOXP3 蛋白的稳定性，抑制 FOXP3 蛋白的泛素化，促进 Treg 细胞的分化，并增强 Treg 细胞的免疫抑制功能。PDCD5 能够增强 TIP60 介导的 FOXP3 乙酰化，促进 Treg 细胞分化并增强 Treg 细胞的免疫抑制功能。由此推测，PDCD5 有可能通过调控 Treg 细胞对自身免疫病发挥保护作用。

　　为深入研究 PDCD5 调控 FOXP3 对 Treg 细胞以及自身免疫病的影响，本章将构建 PDCD5 转基因动物，并进行繁殖和鉴定工作。

3.1　PDCD5tg 鼠鉴定

　　获取同窝出生的小鼠，利用 PCR 实验技术鉴定出 PDCD5 转基因小鼠(PDCD5 transgenic，PDCD5tg) 和野生型小鼠(Wild type，WT)(见本书第 8 章"材料与方法"中 PDCD5tg 小鼠的传代与鉴定)，从图 3.1 可以看到，人 PDCD5 基因成功整合到小鼠基因组中。PCR 鉴定结果阴性的小鼠是后面实验用到的 WT 鼠。

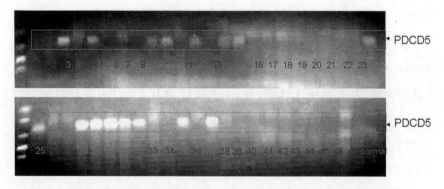

图 3.1　PCR 实验鉴定 PDCD5 转基因鼠(标记红色的为 PDCD5 转基因阳性鼠)

3.2　PDCD5tg 鼠来源的 CD4 阳性 T 细胞高表达 PDCD5

　　获取 4 对同窝出生的 PDCD5tg 鼠和 WT 鼠的淋巴结，制成单个细胞悬液，留取一部分细胞做流式细胞实验检测 PDCD5 的蛋白水平，另一部分细胞做 RT-PCR 实验检测 FOXP3 的 mRNA 水平。

3.2.1　流式细胞技术检测 PDCD5tg 鼠 CD4⁺ T 淋巴细胞中 PDCD5 高表达

　　对淋巴细胞进行 CD4 和 PDCD5 荧光抗体染色，流式细胞仪圈出 CD4 阳性细胞，并检测 PDCD5 在 CD4⁺T 细胞中的表达情况。结果显示，PDCD5 在 PDCD5tg 鼠来源的 CD4⁺T 淋巴细胞中是高表达的，如图 3.2 所示。

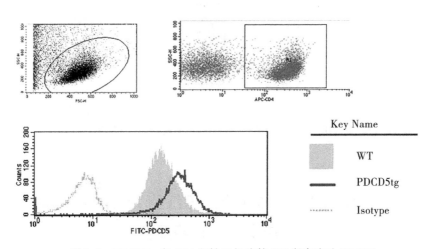

图 3.2　PDCD5tg 鼠 CD4 阳性 T 细胞较 WT 鼠高表达 PDCD5

3.2.2　蛋白免疫印迹技术检测 PDCD5tg 鼠淋巴细胞中 PDCD5 高表达

　　同时，取一部分淋巴结细胞做 Western Blot 实验检测 PDCD5 的蛋白

水平，和流式细胞检测结果一致，PDCD5tg 鼠来源的淋巴细胞中
PDCD5 的蛋白表达量高于 WT 鼠，如图 3.3(a) 所示，对 Western Blot 实
验显示的 PDCD5 蛋白条带进行灰度扫描，将 WT 鼠的 PDCD5 条带灰度
设置为 1，并进行统计学分析，研究结果显示，PDCD5tg 鼠来源的淋巴
细胞中的 PDCD5 蛋白水平显著高于 WT 鼠，如图 3.3(b) 所示。

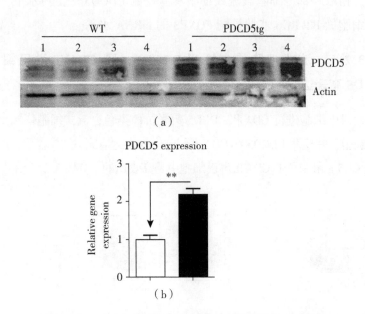

图 3.3 PDCD5tg 鼠淋巴细胞较 WT 鼠高表达 PDCD5

3.3 PDCD5tg 鼠淋巴细胞 FOXP3 转录水平无明显变化

提取 PDCD5tg 鼠和 WT 鼠淋巴细胞的 RNA，进行 PCR 实验检测
FOXP3 的 mRNA 水平。结果显示，FOXP3 的 mRNA 水平在 PDCD5tg 和
WT 鼠的淋巴细胞中没有明显差异，如图 3.4(a) 所示。对实验结果显示
的 FOXP3 条带进行灰度扫描，将 WT 鼠的 FOXP3 条带灰度设置为 1，

并进行统计学分析，结果显示，PDCD5tg 鼠来源的淋巴细胞中的 FOXP3 的 mRNA 水平与 WT 鼠没有明显差别，如图 3.4(b)所示。该研究结果提示，原代淋巴细胞内过表达 PDCD5 并不影响 FOXP3 的转录水平。PDCD5 对 FOXP3 的调节作用可能在蛋白水平。

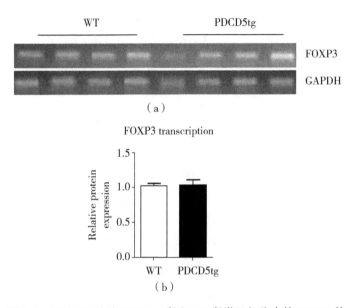

（a）

（b）

图 3.4　RT-PCR 显示 PDCD5tg 鼠和 WT 鼠淋巴细胞中的 FOXP3 的 mRNA 水平表达无差别

第4章 PDCD5 过表达对
Treg 细胞的影响

Treg 细胞特异性表达 FOXP3,在体内天然型 Treg(natural Treg, nTreg)根据位置不同,可分为中枢调节性 T 细胞(Thymus-derived Treg, tTreg)和外周调节性 T 细胞(Peripherally-derived Treg, pTreg),在体外经过特定条件诱导的 Treg,称为诱导性 Treg(induced Treg, iTreg)[78]。nTreg 在胸腺中发育成熟,TCR 信号和 T 细胞表面受体共刺激分子对其发育有重要的调节作用[79];iTreg 在外周诱导产生,是由 naive CD4+ T 细胞经过特定条件诱导转录因子 FOXP3 的表达进而产生具有免疫负向调节作用的 iTreg[80]。iTreg 可以在肠道淋巴组织、脾脏、淋巴结、慢性炎症组织、移植组织中诱导产生,TCR 信号和细胞因子 TGF-β 对外周 iTreg 的产生有重要作用[81]。在体外可以模拟 iTreg 的诱导条件,使 naive CD4+T 细胞向 iTreg 分化。

既然 PDCD5 增强 TIP60 介导的 FOXP3 乙酰化,FOXP3 乙酰化能够促进 Treg 细胞分化,那么 PDCD5tg 鼠内淋巴细胞过表达 PDCD5 是否可以上调 Treg 细胞水平呢? 为了验证这个假设,本章进行了如下研究。

4.1 PDCD5 过表达能够明显增加 nTreg 的数目

4.1.1 过表达 PDCD5 上调胸腺中 Treg 细胞

鉴定并获得同窝出生的同种性别的 PDCD5tg 鼠和 WT 鼠(4 周大

小），获取胸腺，制成单细胞悬液，进行荧光抗体染色，流式细胞技术检测胸腺中的 Treg(CD4⁺CD25⁺FOXP3⁺)细胞的百分比。

取两组小鼠胸腺代表性 Treg 流式图片，PDCD5tg 鼠和 WT 鼠胸腺来源的淋巴细胞中 CD4 阳性和 CD8 阳性 T 淋巴细胞百分比差别不大。证明 PDCD5 过表达并不影响小鼠胸腺 CD4 阳性和 CD8 阳性 T 淋巴细胞亚群比例。WT 鼠胸腺 Treg 百分比为 1.61%，PDCD5tg 鼠胸腺 Treg 百分比为 4.72%，如图 4.1(a) 所示，研究结果显示，PDCD5tg 鼠的胸腺中的 Treg 百分比增加。对至少 3 对小鼠的结果进行统计学分析，结果显示，二者具有统计学差异，如图 4.1(b) 所示。由于 PDCD5tg 鼠和 WT 鼠的胸腺大小和外观并没有太大差异，所以 PDCD5tg 鼠的 Treg 细胞总数也是增加的，并且结果具有统计学意义，如图 4.1(c) 所示。这说明在胸腺来源的淋巴细胞中过表达 PDCD5，能够上调 Treg 细胞在 CD4⁺T 细胞中的比例，增加 nTreg 细胞的数量。

4.1.2 过表达 PDCD5 上调脾脏中 Treg 细胞

鉴定并获得同窝出生的同种性别的 PDCD5tg 鼠和 WT 鼠(4 周大小），获取脾脏，制成单细胞悬液，进行荧光抗体染色，流式细胞技术检测脾脏中的 Treg(CD4⁺CD25⁺FOXP3⁺)细胞的百分比。

取两组小鼠脾脏代表性 Treg 流式图片，PDCD5tg 鼠和 WT 鼠脾脏来源的淋巴细胞中 CD4 阳性和 CD8 阳性 T 淋巴细胞百分比差别不大。证明 PDCD5 过表达并不影响小鼠脾脏 CD4 阳性和 CD8 阳性 T 淋巴细胞亚群比例。WT 鼠脾脏 Treg 百分比为 9.64%，PDCD5tg 鼠脾脏 Treg 百分比为 13.8%，如图 4.2(a) 所示，研究结果显示，PDCD5tg 鼠的脾脏中的 Treg 细胞百分比增加。对至少 3 对小鼠的实验结果进行统计学分析，结果显示，二者具有统计学差异，如图 4.2(b) 所示。由于 PDCD5tg 鼠和 WT 鼠的脾脏大小和外观并没有太大差异，所以 PDCD5tg 鼠的 Treg 总数也是增加的，并且结果具有统计学意义，如图 4.2(c) 所

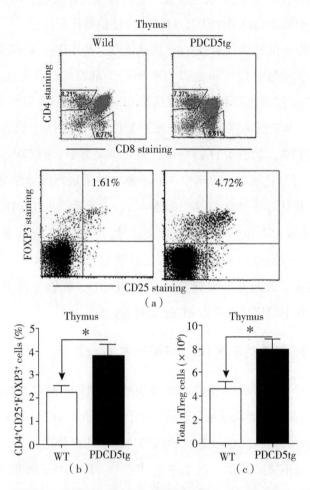

图 4.1　过表达 PDCD5 上调小鼠胸腺 Treg 细胞水平

示。这说明在脾脏来源的淋巴细胞中过表达 PDCD5，能够上调 Treg 细胞在 CD4+T 细胞中的比例，增加 nTreg 细胞的数量。

以上研究结果发现，PDCD5 过表达能够增加中枢(胸腺)调节性 T 细胞和外周(脾脏)调节性 T 细胞的百分比和细胞总数，证实 PDCD5 能够上调天然型 Treg 细胞(nTreg)。

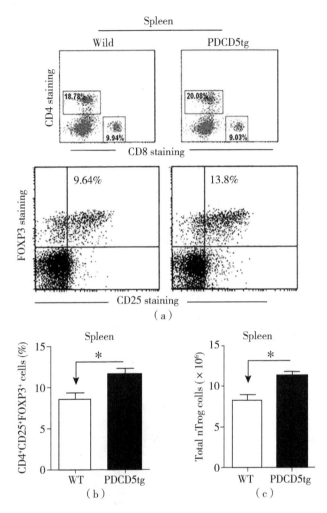

图 4.2　过表达 PDCD5 上调小鼠脾脏 Treg 细胞水平

4.2　PDCD5 过表达能够促进 TGF-β 诱导的诱导性 Treg(iTreg) 细胞分化

PDCD5tg 小鼠体内胸腺和脾脏中的 CD4⁺ T 淋巴细胞中过表达

PDCD5，可以上调 nTreg 细胞的水平。由于 PDCD5tg 小鼠体内所有细胞均过表达 PDCD5，这种作用是小鼠体内其他因素直接/间接介导的，还是过表达 PDCD5 直接介导的，且 PDCD5 上调 Treg 细胞的调节作用可能是通过促进 Treg 细胞扩增，还是促进 Treg 细胞分化？为了进一步明确 PDCD5 上调 Treg 细胞的作用机制，本节接下来进行了体外 iTreg 细胞诱导实验。

Treg 可以分为天然型 Treg（natural Treg，nTreg）和诱导性 Treg（induced Treg，iTreg）[81]。nTreg 在胸腺中发育成熟，TCR 信号和 T 细胞表面受体共刺激分子对其发育有重要的调节作用；iTreg 在外周诱导产生，是由 naive CD4$^+$ T 细胞经过特定条件诱导转录因子 FOXP3 的表达进而产生具有负向调节作用的 iTreg，如图 4.3 所示。iTreg 可以在肠道淋巴组织、脾脏、淋巴结、慢性炎症组织、移植组织中诱导产生，TCR 信号和细胞因子 TGF-β 对外周 iTreg 的产生有重要作用[82]。在体外可以模拟 iTreg 的诱导条件使 naive CD4$^+$ T 细胞向 iTreg 分化。

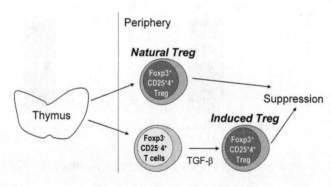

图 4.3　Treg（regulatory T cell）

iTreg 的诱导分化很大程度上依赖于 TGF-β 受体信号通路的激活。TGF-β 受体信号通路抑制 DNA 甲基转移酶 Dnmt1 的招募，阻止了其对 FOXP3 基因的沉默作用[83,84]。TGF-β 受体信号会招募转录因子 Smad 结合到 FOXP3 基因的非编码保守区并促进 FOXP3 转录。

有研究发现，维生素 A 代谢产物视黄酸(retinoic acid，RA)在 TGF-β 信号存在的条件下，促进 T 细胞向 FOXP3⁺Treg 分化[85]。接下来，本节将研究 PDCD5 在 TGF-β 信号存在的条件下，是否能促进 iTreg 分化。

鉴定并获得同窝出生的同种性别的 PDCD5tg 鼠和 WT 鼠(4 周大小)，获取淋巴细胞，用流式细胞仪分选出 naiveT 细胞(CD4⁺ CD25⁻ CD44^{low} CD62L^{high})，利用常规的 Treg 分化条件进行诱导培养。结果发现，WT 鼠来源的 naive T 细胞随着 TGF-β 的浓度增加，FOXP3⁺Treg 细胞的比例也随之增加，但是不管 TGF-β 处于何种浓度，PDCD5tg 鼠来源的 naive T 细胞向 FOXP3⁺Treg 的分化比例始终高于 WT 鼠，如图 4.4 所示。尤其是当 TGF-β 低浓度时，这种差异更加明显，如图 4.5(a)所

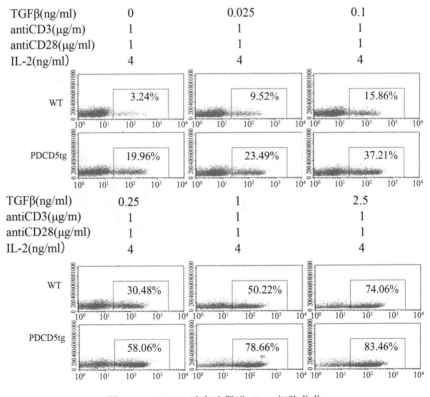

图 4.4 PDCD5 过表达促进 iTreg 细胞分化

示。FOXP3 的荧光强度可以反映 Treg 细胞中 FOXP3 的蛋白水平，对 FOXP3 的平均荧光强度进行统计学分析，结果显示，PDCD5tg 小鼠来源的 iTreg 细胞中 FOXP3 的平均荧光强度显著高于 WT 鼠，意味着 PDCD5 过表达可以上调单个 iTreg 细胞中的 FOXP3 蛋白水平，如图 4.5（b）所示。

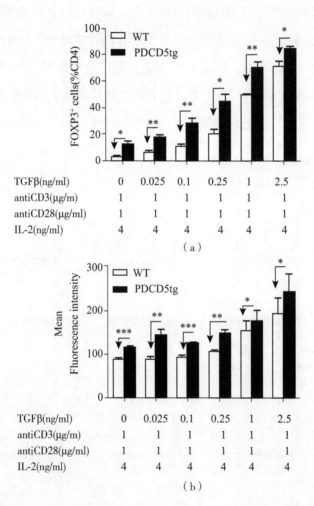

图 4.5 PDCD5tg 和 WT 鼠来源的 iTreg 百分比统计图和 FOXP3 平均荧光强度统计图

该实验结果提示，PDCD5 基因导入能够通过上调 FOXP3，诱导 naive T 细胞向 Treg 细胞分化，并且 PDCD5 能够上调单个 Treg 细胞中的 FOXP3 蛋白水平。

4.3　PDCD5 过表达增强 iTreg 对 anti-CD3 激发的效应 T 细胞增殖的抑制功能

过表达 PDCD5 促进 Treg 细胞分化，分化的 Treg 细胞是否具有生物学功能呢？为了证实过表达 PDCD5 诱导的 iTreg 细胞是否具有生物学活性，本节接下来进行体外抑制功能实验。

获取小鼠淋巴结，制成单细胞悬液，用流式细胞分选仪分选出 Naive T 细胞（$CD4^+ CD25^- CD44^{low} CD62L^{high}$）作为效应 T 细胞（effector T cell，Teff）。

获取 WT 小鼠淋巴结，制成单细胞悬液，流式细胞仪分选出 TCR-β 阴性细胞，用 25Gy 射线照射之后作为抗原提呈细胞（antigen presenting cell，APC）。

抗 CD3 抗体、APC 和 iTreg 与不同细胞浓度的 Teff 共同培养 40 小时，加入 $1\mu Ci^3H$-甲基胸腺嘧啶（$[^3H]$-TdR）继续培养 8 小时后，检测 ^3H 的掺入量，计算抑制率检测 Teff 的增殖水平。

与 WT 小鼠比较，PDCD5tg 鼠来源的 iTreg 明显抑制 anti-CD3 刺激的 Teff 的增殖，如图 4.6 所示。该实验更进一步证实，PDCD5 基因导入不仅可以促进 TGF-β 诱导的 iTreg 的分化，而且能够增强 iTreg 细胞的抑制功能。

上述研究结果提示，原代淋巴细胞中过表达 PDCD5 上调 nTreg 细胞水平，促进 iTreg 细胞分化，并增强 iTreg 细胞的抑制功能。

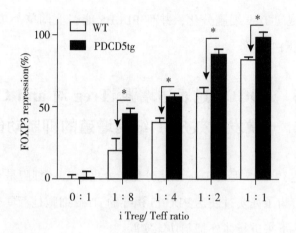

图 4.6　PDCD5 过表达增强 FOXP3+iTreg 的免疫抑制功能

第5章　PDCD5过表达对自身免疫病
——多发性硬化的作用

　　Treg 细胞被认为是免疫负向调节细胞，在自身免疫病中发挥着非常重要的调节作用。现阶段研究认为，上调自身免疫病患者体内的 Treg 细胞水平，可以抑制自身免疫病发展，体外扩增并回输 Treg 细胞到患者体内，可以起到治疗自身免疫病的目的。本章将构建自身免疫病的实验动物模型，研究过表达 PDCD5 对自身免疫病的作用。

5.1　多发性硬化简介

　　多发性硬化(multiple sclerosis，MS)是中枢神经系统(central nervous system，CNS)最常见的神经系统退行性病变之一，其特征是多灶性炎症反应，髓鞘脱失和轴索损伤[86]。临床根据其发病特征分为复发缓解型(relapsing remitting multiple sclerosis，RRMS)，继发进展型(secondary progressive multiple sclerosis，SPMS)，原发进展型(primary progressive multiple sclerosis，PPMS)。

　　大约80%的 MS 患者属于双相复发缓解型，即急性神经缺陷和(或)神经功能恶化，继而出现部分或完全缓解，表现为复发缓解交替，病情无明显进展。15～25年之后，大约70%的患者发展为继发进展型，其特征是进行性的神经功能退化且不伴缓解[87]。至今，仍没有明确的临床表现，以及影像学、免疫学和病理学标准可以精准提示何时复发缓解型向继发进展型 MS 过渡转化,因为这个转化过程通常是慢性进行的[88]。继发进展型 MS 的诊断是通过回顾每一段每一次的复发后,临床表现为逐渐加重的病史,伴或不伴有急性恶化进而确诊[89]。10%~15%的 MS 患者是原发进展型,其特征是神经功能稳定性进展恶化,不伴有先前或现在的复发[90]。

5.2　多发性硬化病因

MS 的病因多样,目前认为是由基因易感性和外界环境因素触发的免疫功能失调[91]。近年来,研究发现,除了主要组织相容性复合物(major histocompatibility complex,MHC)位点外,其他许多非 MHC 基因变异也与 MS 发病相关[92]。BACH2 对于 Treg 的分化成熟必不可少,全基因组转录分析提示:与健康对照组相比,MS 患者血细胞中 BACH2 基因下调了,提示 MS 患者 Treg 细胞水平下降或者功能受损可能 MS 发病相关[93]。

环境因素(如吸烟)、血清维生素 D 水平降低[94]和病毒感染,均被证实能增加 MS 的发病风险[95]。烟草中含有大量的潜在毒性物质,如氰酸盐,能抑制中枢神经系统线粒体呼吸链,进而导致髓鞘脱失[96]。吸烟引起的肺部病变可以诱导致脑炎性 T 细胞产生,致脑炎性 T 细胞产生后可以转移至中枢神经系统并进行炎性浸润[97]。此外,吸烟能导致 MS 患者体内吲哚胺 2,3-二氧化酶水平下降,进而引起促炎性细胞因子 IL-6 的大量产生释放[98]。Cepok 检测到 MS 患者中枢神经系统有病毒以及病毒的特异性抗体或特异性片段存在,特别是 EB 病毒(epstein-barr virus,EBV)[99]和人类疱疹病毒-6(human herpes virus-6,HHV-6)[100]。所有的病毒感染中,EB 病毒感染与 MS 发病最为相关,因为99%的 MS 患者血清中检测到 EB 病毒阳性[101]。将体外培养的自体 EB 病毒特异性 CD8+T 细胞过继移植至严重的继发进展型 MS 患者体内,发现患者的疾病活动度降低,神经鞘内 B 细胞产生的针对 EB 病毒特异性免疫球蛋白水平降低[102]。

MS 是免疫应答介导的中枢神经系统髓鞘脱失和轴索损伤[103]。当中枢神经系统内出现慢性炎症时，常伴有 T 淋巴细胞和 B 淋巴细胞浸润，星形胶质细胞和小胶质细胞增生。目前认为，MS 的免疫学发病机制与患者体内免疫细胞对髓鞘和中枢神经系统表达的自身"抗原"的免疫耐受缺失相关，进而导致外周血自体反应性 T 细胞在中枢神经系统进行持久性浸润[104]。自身免疫耐受的缺失可能与机体感染外界抗原（与自身抗原有相似的抗原决定簇）相关[105]。

T 细胞在 MS 的免疫学发病机制中发挥主导作用，T 其亚型包括：1 型 T 辅助细胞（type 1 T helper cell，Th1），2 型 T 辅助细胞（type 2 T helper cell，Th2），Th17（T helper 17）细胞，CD8$^+$效应性 T 细胞，γδT-细胞和 CD4$^+$CD25$^+$调节性 T 细胞（Treg）[106]。通常认为，MS 由 Th1 细胞介导，因为 Th1 细胞被激活后主要产生促炎性细胞因子，如干扰素-γ（Interferon-γ，IFN-γ）和肿瘤坏死因子-α（Tumour necrosis factor-α，TNF-α）[107]。Th2 细胞是一类分泌抗炎性细胞因子，如 IL-4，IL-5，IL-10 和 IL-13 的保护性 T 细胞[108]。B 细胞能分泌促炎因子，趋化因子以及针对髓鞘和轴索的自身抗体，因此，B 细胞在 MS 的发生和进展中发挥着至关重要的作用[109]。此外，B 细胞能作为抗原提呈细胞（antigen-presenting cells，APCs）独立诱导 CD4$^+$T 细胞介导的抗原特异性自身免疫反应[110]。Treg 细胞被认为是介导适应性免疫应答的多能免疫调控细胞，复发缓解型 MS 中的缓解时相期患者外周血中 FOXP3$^+$Treg 细胞水平升高[111]。CD8$^+$细胞毒性 T 淋巴细胞能直接攻击髓鞘和少突胶质细胞[112]，并参与介导轴索离断和少突胶质细胞坏死[113]。Th17 细胞能分泌促炎性细胞因子 IL-17A[114]，参与介导 MS 的神经免疫应答。在实验性变态反应性脑脊髓膜炎（experimental autoimmune encephalomyelitis，EAE）动物模型中，Th17 细胞浸润中枢神经系统先于临床症状出现，且能增加小胶质细胞 MHC Ⅱ 和共刺激分子的表达，进而引起 EAE/MS 中小胶质细胞活化[115]。星形胶质细胞是中枢神经系统中数量最多的细胞类型，一直以来被认为是 MS 脱髓鞘病变部位及其周围的活性成分[116]。

传统观点认为，MS 是一类炎症性疾病。经过一系列发展，现在认为，MS 首先发生退行性病变，继而才引发自身免疫反应[117]。此种说法引起了 MS 的自身免疫反应是原发性还是继发性的讨论[118]？据此，有学者提出了 MS 的两种病变发展理论模型：由外向里型和由里向外型[119]。由外向里模型支持者认为，MS 病变从外面的髓鞘发展到里面的轴索，即首发病变为外周系统中产生抗自身髓鞘抗体，为原发性中枢神经系统髓鞘脱失；由里向外模型支持者认为，MS 病变从里面的轴索发展到外面的髓鞘，即原发病变为中枢神经系统轴索退行性病变，继而导致自身免疫性淋巴细胞的浸润[120]。

Lucchinetti 等人将 MS 脱髓鞘病变划分为四类：一类病变边缘界限清晰，伴血管周围 T 淋巴细胞浸润，小胶质细胞激活后与巨噬细胞协同参与髓鞘脱失；二类病变的特点是大量免疫球蛋白及其补体的沉积；三类病变特点是病变部位界限不清，与髓鞘相关糖蛋白缺失和少突胶质细胞的凋亡相关；四类病变非常罕见，仅在原发进展型 MS 患者中发现，特点是 T 细胞浸润，小胶质细胞(巨噬细胞)的激活伴有大量少突胶质细胞坏死。一类和二类病变分别与 T 细胞介导的不伴或伴有抗体产生的自身免疫性脑脊髓膜炎机制相似；三类和四类病变暗示了髓鞘脱失由原发性少突胶质细胞营养不良、病毒或毒素介导，而非自身免疫应答[121]。

5.3　多发性硬化疾病模型

5.3.1　EAE 动物模型

EAE 动物模型复制了一个发病特点为适应性免疫应答介导的髓鞘脱失模型。EAE 的中枢神经损伤模式是由外到里型。其模型建立方法有两种：一是通过向佐剂中加入髓鞘蛋白或肽段主动诱导；通过过继转移预激活的髓鞘特异性 Th1 和 Th17 细胞给同系幼鼠被动诱导[122]。二是 EAE 动物模型根据免疫的抗原不同，实验动物的种类和品系不同，能模拟许多不同病因和病程的 MS[123]。由髓鞘成分——髓鞘少突胶质细胞糖蛋白(myelin oligodendrocyte glycoprotein, MOG)诱导的 EAE 模型通常是研究 MS 的最佳实验动物模型[124]。本模型与 MS 有许多相似的病理学特点，包括慢性神经炎症，多灶自身免疫性脱髓鞘和轴索损伤，并且本模型中枢神经系统的自身免疫攻击是发病使动因素[125]。大部分对于 MS 免疫学发病机制的理解都来自于对 EAE 动物模型的研究，此模型还被用于针对 MS 的免疫调节性药物的临床前研究。一些学者认为，EAE 的原发病变灶是免疫诱导的脑脊髓炎，而不是髓鞘脱失[126]。此外，EAE 动物模型并不能用于研究 MS 非自身免疫因素介导的发病机制；并且该动物模型在髓鞘再生方面研究价值有限，因为药物治疗后，EAE 可能首先表现为炎症反应减弱，接下来才是髓鞘再生。

5.3.2 病毒诱导的脱髓鞘动物模型

Theiler 病毒诱导的鼠脑脊髓炎病毒模型和鼠肝炎病毒诱导的嗜神经菌株模型是目前研究最广泛的两个模型，均为病毒诱导的由里到外型脱髓鞘疾病[127]。

1. Theiler 病毒诱导的鼠脑脊髓炎模型

将 Theiler 病毒诱导的鼠脑脊髓炎病毒(TMEV)接种到具有基因易感性的小鼠品种中时，发现小鼠中枢神经系统出现进展性炎症介导的脱髓鞘病变，其特点是表位扩展后，髓鞘特异性自身反应性 CD4$^+$Th1 细胞被激活[128]。在 TMEV 诱导的脱髓鞘病变(TMEV-induced demyelinating disease, TMEV-IDD)中，轴索退化先于脱髓鞘发生[129]。

在 TMEV 模型中，小鼠发生慢性进展性脱髓鞘疾病不伴缓解，与原发进展型 MS 病程相似。TMEV 模型慢性脱髓鞘可分为两个阶段：(1)轴索退化和少突胶质细胞坏死，激活小胶质细胞(巨噬细胞)后，招募炎症细胞浸润中枢神经系统，最终导致病毒特异性 T 细胞介导的髓鞘脱失；（2）髓鞘损伤后抗原表位裸露并扩散，诱导贯穿病程始终的髓鞘特异性自身免疫反应[130]。

2. 鼠肝炎病毒诱导的鼠脑脊髓炎模型

给小鼠颅内接种小鼠肝炎病毒神经营养型 JHM 菌株，能诱导免疫介导的脱髓鞘疾病模型。T 细胞、巨噬细胞、小胶质细胞是小鼠感染慢性 JHMV(JHM virus)过程中诱导的一些能导致髓鞘脱失的主要效应细胞[131]。MHV 中的一个神经营养性菌株 MHV-A59 即使在没有 B 细胞和 T 细胞存在的条件下，也能触发脱髓鞘病变[132]，根据这种现象推测，中枢神经系统细胞坏死和髓鞘脱失部分是由小胶质细胞直接介导的[86]。

流行病学研究提示，病毒模型能有效帮助理解可能的病毒病因学[133]，轴索损伤/修复在 MS 中扮演的角色[134]，以及基因易感性和外界环境之间的关系[135]。

慢性神经炎症和脱髓鞘病变与持续病毒感染都有相关性，在此种环境下，评估神经前体细胞的治疗潜能也很重要[136]。

5.3.3　毒素诱导的脱髓鞘动物模型

毒素诱导的髓鞘脱失被用来研究无炎症环境下的髓鞘脱失和再生机制，这些实验动物模型可作为临床前筛选促髓鞘再生治疗方案的工具。目前，研究最为广泛的两种模型分别是双环己酮草酰二腙(cuprizone, CPZ)诱导的髓鞘脱失和溶血卵磷脂诱导的局灶性髓鞘脱失。

1. CPZ 诱导的脱髓鞘动物模型

CPZ 诱导少突胶质细胞坏死后继发小胶质细胞激活，导致髓鞘脱失[137]。成年小鼠食用 CPZ 后引起少突胶质细胞胞内铜丢失，最终影响细胞能量代谢[138]，并抑制线粒体呼吸链复合物 IV 的活动，因而加强了少突胶质细胞的氧化应激反应。少突胶质细胞功能一旦紊乱，会触发一系列炎症反应(二次打击学说),最终导致细胞凋亡,髓鞘脱失[139]。当小鼠停食 CPZ 后,在完整的血脑屏障保护下,髓鞘再生发生迅速[140]。MS 三类病变与 CPZ 诱导损伤有很多相似的病理机制。例如,髓鞘脱失病变部位有大量小胶质细胞(巨噬细胞)而几乎没有 T 细胞的浸润[141]。胼胝体是 CPZ 诱导髓鞘脱失模型研究的最多之处。由于鼠的胼胝体含有大量的未髓鞘化的轴索,所以并不能明确给予治疗后是否真正诱导髓鞘再生,还是髓鞘再合成[142]。此外,在 CPZ 诱导的髓鞘脱失模型中,自身髓鞘再生比例非常高,因此难以分辨治疗效果[143]。如果在此种动物模型中加入雷帕霉素,则能诱导更完全、更彻底的髓鞘脱失,为研究动物模型中不同因素影响髓鞘再生提供了更有效的时间窗[144]。

2. 溶血卵磷脂诱导的局灶性髓鞘脱失

将溶血卵磷脂局部注入雌性 C57BL/6 小鼠脊髓白质区内,能诱导出适合进行局部观察研究的独立髓鞘脱失病变模型[145]。

炎症背景下的髓鞘再生实验动物模型有助于研究在面临脱髓鞘病变所固有的炎症环境下,当前或新疗法是否可以促进髓鞘再生。将髓鞘特异性 Th17 细胞过继到 CPZ 动物模型中,能延缓内源性修复过程,胼胝体中分泌 IFN 和 IL-17 的 Th17 细胞诱导的炎症延长了脱髓鞘的时间窗,给现有的认为有助于髓鞘再生的治疗方案提供了测试模型[146]。

非炎症环境下中枢神经系统髓鞘形成障碍的 Shiverer 小鼠是研究进展型 MS 的理想动物模型,因其无炎症反应,且具有不可逆神经退行性病变[147]。

不同的体外髓鞘脱失模型被用来研究内源性或移植的神经干细胞效果,例如器官型小脑切片培养[148]。这些培养结果易于观察,能大范围筛选有效的治疗方案。

综上所述,以上所述模型仅部分还原 MS 发病机制,然而各发病机制之间相互影响,并非独立,因此,研究 MS 疾病时,应当用多种动物模型评估某项治疗方案，来反映这项方案对不同侧重点的不同效应，如适应性免疫和固有免疫，髓鞘脱失和再生，短期效果和长期预后等。如 IFN-β 能减轻 EAE 模型的炎症反应，从而减少髓鞘脱失；而 IFN-β 在 CPZ 模型中用于治疗髓鞘再生时发现存在不良反应，因此，对于 IFN-β 是否能长期用于治疗 MS 疾病，仍存在争论[149]。

5.4　PDCD5 过表达能够减轻 EAE 疾病的发生发展

本节采用 EAE 作为实验动物模型，研究 PDCD5 过表达对 MS 的作用。MOG 是包绕髓鞘的少突胶质细胞分泌的蛋白质，针对 MOG 抗原的特异性淋巴细胞，在 MS 的发生发展过程中发挥重要作用，这些 MOG 抗原特异性淋巴细胞通过分泌产生炎症细胞因子和针对 MOG 抗原的特异性抗体攻击髓鞘，导致中枢神经系统神经元发生脱髓鞘病变。

Th1 和 Th17 细胞可以导致多发性硬化和 EAE 的中枢神经系统炎性脱髓鞘病变[150-154]，而 Th2 和 FOXP3$^+$Treg 在促进疾病的恢复过程中起重要作用[155,156]。Treg 和 Th1/Th17 的动态变化决定着多发性硬化和 EAE 的发生发展和恢复[156,157]。

体外研究结果提示，PDCD5 能够促进 FOXP3 蛋白表达和乙酰化水平，促进 Treg 细胞分化，增强 Treg 细胞的免疫抑制功能，本节将利用 PDCD5tg 动物构建自身免疫病 MS 实验动物模型 EAE，研究过表达 PDCD5 对脱髓鞘疾病的作用。

5.4.1　PDCD5 过表达延迟 EAE 的发病时间并减轻临床症状

取 PDCD5tg 鼠和 WT 鼠构建 EAE 实验动物模型，构建 EAE 模型的当天为第 0 天，每天观察小鼠的临床症状，进行临床症状评分并做好记录，第一只出现临床症状的 PDCD5tg 鼠出现临床症状比 WT 鼠推迟 3 天，如图 5.1 所示。从建模第 0 天开始连续观察 26 天，WT 鼠大概在发病第 25 天开始进入恢复缓解期，PDCD5tg 鼠大概在发病第 18 天开始进入恢复缓解期。WT 鼠的最高平均临床评分接近 4 分，PDCD5tg 鼠的最高平均临床评分仅接近 2.5 分。在相同的时间点，PDCD5tg 鼠的临床症状始终比 WT 鼠轻。

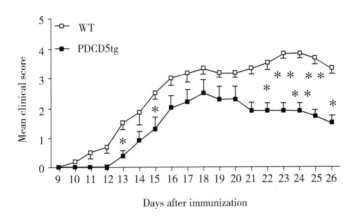

图 5.1　PDCD5tg 鼠 EAE 发病时间推迟且临床症状减轻

5.4.2　PDCD5 过表达降低 EAE 的发病率

EAE 实验动物模型呈发病-缓解交替症状。从建立 EAE 模型持续观察到第 26 天，EAE 小鼠从发病状态逐渐转入恢复期。WT 鼠第 10 天开始有小鼠发病，PDCD5tg 鼠第 12 天开始有小鼠发病。WT 鼠第 10 天发病率 20%，第 11 天发病率 60%，第 12 天发病率 100%。PDCD5tg 鼠第 12 天发病率 20%，第 13 天发病率 30%，第 14 天发病率 60%，第 15 天发病率 60%，第 16 天发病率 90%，有 10% 的 PDCD5tg 鼠没有发病。在相同的时间点，PDCD5tg 鼠的 EAE 发病率比 WT 鼠低，如图 5.2 所示。

5.4.3　PDCD5 过表达促进 EAE 小鼠体重恢复

小鼠体重变化一定程度上能反映 EAE 疾病发生发展。构建 EAE 小鼠模型当天为第 0 天，每隔两天称量小鼠体重，并做好记录。两组小鼠在第 10~12 天开始出现稳定体重下降趋势。第 14 天开始，WT 小鼠和

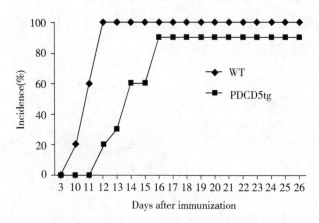

图 5.2　PDCD5tg 鼠 EAE 发病率降低

PDCD5tg 小鼠体重变化出现差距。WT 小鼠体重第 12~14 天急速下降，第 14~26 天变化差异不大。PDCD5tg 小鼠体重第 10~14 天有下降趋势，第 14~20 天变化不明显，第 20 天以后体重迅速上升。该体重变化反映 PDCD5tg 鼠后期瘫痪症状减轻且恢复较好，因此小鼠的饮食情况较好，体重也呈正常水平增加，如图 5.3 所示。

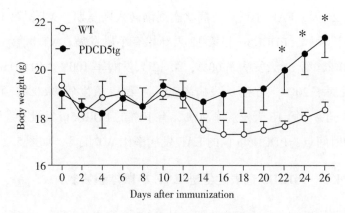

图 5.3　PDCD5tg 鼠体重恢复较好

5.4.4 PDCD5 过表达减轻中枢神经系统淋巴细胞浸润

EAE 的发病原因主要是自身免疫性淋巴细胞侵入中枢神经系统，并攻击轴突髓鞘，引起脱髓鞘病变。EAE 小鼠构建第 0 天皮下免疫髓磷脂蛋白 MOG，有利于产生自身免疫性淋巴细胞。EAE 小鼠构建第 0 天和第 2 天分别注射百日咳毒素（pertussis toxin，PT）可以破坏小鼠血脑屏障，有利于自身免疫性淋巴细胞侵入大脑和脊髓。

EAE 发病第 26 天，取 WT 鼠和 PDCD5tg 鼠腰段脊髓切片并进行 H&E 染色，PDCD5tg 鼠中枢神经系统淋巴细胞的浸润情况明显比 WT 鼠减轻，如图 5.4 所示。

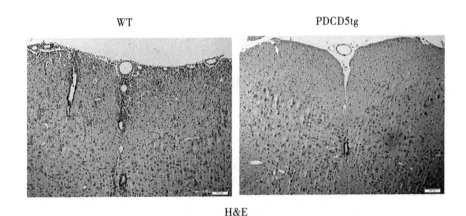

图 5.4 PDCD5tg 鼠中枢神经系统淋巴细胞浸润情况减轻

5.4.5 PDCD5 过表达减轻中枢神经系统脱髓鞘病变

自身免疫性淋巴细胞侵入大脑和脊髓攻击轴突髓鞘抗原 MOG 引起 EAE 小鼠发生脱髓鞘病变，破坏神经冲动传递，出现瘫痪等临床症状。

EAE 发病第 26 天，取 WT 鼠和 PDCD5tg 鼠腰段脊髓切片并进行 fast blue 染色，WT 小鼠脊髓出现明显的斑片状缺失病变，PDCD5tg 鼠中枢神经系统的脱髓鞘病变明显比 WT 鼠减轻, 如图 5.5 所示。

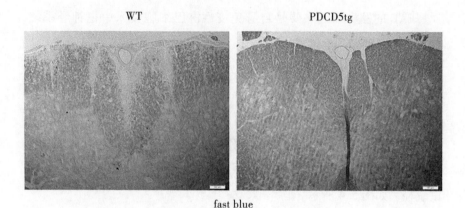

fast blue

图 5.5 PDCD5tg 鼠中枢神经系统脱髓鞘症状减轻

5.5 PDCD5 过表达增加 EAE 小鼠引流淋巴结中 Treg 细胞数目

EAE 小鼠发病第 26 天, 获取腹股沟引流淋巴结制成单细胞悬液, 进行 $CD4^+CD25^+FOXP3^+Treg$ 染色, 用流式细胞技术检测 Treg 细胞百分比。选取 Treg 百分比代表性图片, WT 鼠腹股沟引流淋巴结中 Treg 细胞的比例为 11.45%, PDCD5tg 鼠腹股沟引流淋巴结中 Treg 细胞的比例为 17.14%, 如图 5.6(a)所示。对至少 5 对小鼠的引流淋巴结 Treg 百分比(图 5.6(b))和 Treg 总数(图 5.6(c))进行统计学分析, 结果具有统计学差异, PDCD5tg 鼠腹股沟引流淋巴结中 Treg 细胞的比例和细胞总数都明显高于 WT 鼠。平均荧光密度可以反映单个细胞的蛋白表达水平, 接下来对引流淋巴结中单个 Treg 的 FOXP3 的平均荧光密度进行统计学分析, 结果显示, PDCD5tg 鼠来源的单个 Treg 细胞中的 FOXP3 蛋白水平比 WT 鼠高, 二者具有统计学意义, 如图 5.6(d))所示。由此可

见，PDCD5 基因导入抑制 EAE 的发生发展，至少部分是与上调 FOXP3
及增加 Treg 细胞水平和功能相关。

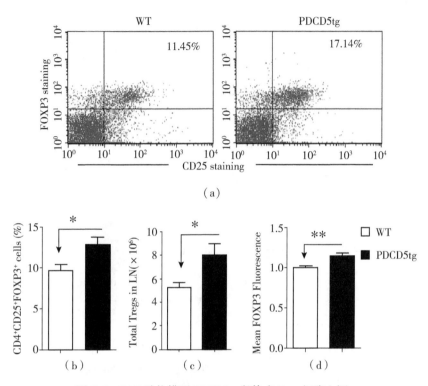

图 5.6　EAE 动物模型 PDCD5tg 鼠体内 Treg 细胞上调

5.6　PDCD5 过表达上调 EAE 小鼠体内 Th2 细胞，下调 Th1 和 Th17 细胞

5.6.1　PDCD5 过表达上调 EAE 小鼠体内 Th2 细胞

目前研究认为，Th2 细胞在 EAE 疾病的发生发展过程中起保护作
用，Th2 细胞分泌的代表性细胞因子是 IL-4。EAE 发病第 26 天，获取

小鼠引流淋巴结，制成单细胞悬液，用 PMA 和 ionomycin 体外刺激培养 4 小时，用 CD4 和 IL-4 抗体进行荧光染色，用流式细胞技术检测 CD4$^+$ IL-4$^+$ Th2 细胞百分比。选取 Th2 百分比代表性图片，WT 鼠引流淋巴结中 Th2 细胞的比例为 1.04%，PDCD5tg 鼠引流淋巴结中 Th2 细胞的比例为 4.24%，如图 5.7(a)所示。将 PDCD5tg 鼠和 WT 鼠的 Th2 细胞百分比进行统计学分析，结果具有显著统计学差异，与 WT 鼠相比较，PDCD5tg 鼠引流淋巴结中 Th2 细胞比例显著上调，如图 5.7(b)所示。

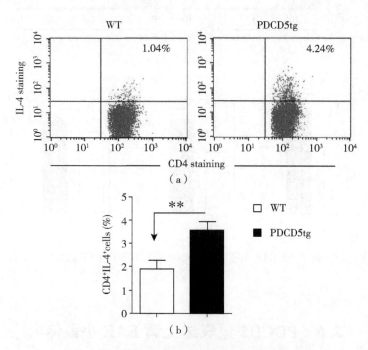

图 5.7　EAE 动物模型 PDCD5tg 鼠体内 Th2 细胞上调

5.6.2　PDCD5 过表达下调 EAE 小鼠体内 Th1 细胞

目前大部分研究结果认为，Th1 细胞促进 EAE 疾病的发生发展，Th1 细胞分泌的代表性细胞因子是 IFN-γ。EAE 发病第 26 天，获取小

鼠引流淋巴结，制成单细胞悬液，用 PMA 和 ionomycin 体外刺激培养
4 小时，用 CD4 和 IFN-γ 抗体进行荧光染色，用流式细胞技术检测
CD4⁺IFN-γ⁺ Th1 细胞百分比。选取 Th1 百分比代表性图片，WT 鼠引
流淋巴结中 Th1 细胞的比例为 9.03%，PDCD5tg 鼠引流淋巴结中 Th1
细胞的比例为 2.13%，如图 5.8(a)所示。将 PDCD5tg 鼠和 WT 鼠的
Th1 细胞百分比进行统计学分析，结果具有显著统计学差异，与 WT
鼠相比较，PDCD5tg 鼠引流淋巴结中 Th1 细胞比例下调，如图 5.8
(b)所示。

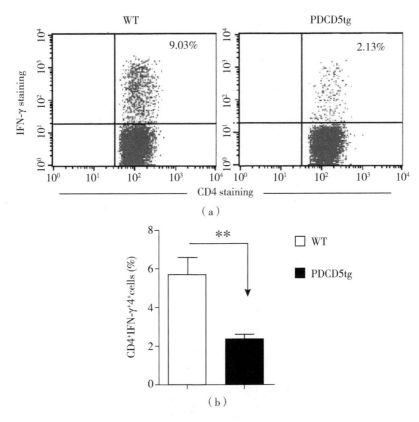

图 5.8　EAE 动物模型 PDCD5tg 鼠体内 Th1 细胞下调

5.6.3　PDCD5 过表达下调 EAE 小鼠体内 Th17 细胞

目前研究认为，Th17 细胞促进 EAE 疾病的发生发展，Th17 细胞分泌的代表性细胞因子是 IL-17A。EAE 发病第 26 天，获取小鼠引流淋巴结，制成单细胞悬液，用 PMA 和 ionomycin 体外刺激培养 4 小时，用 CD4 和 IL-17A 抗体进行荧光染色，用流式细胞技术检测 $CD4^+IL-17A^+$ Th17 细胞百分比。选取 Th17 百分比代表性图片，WT 鼠引流淋巴结中 Th17 细胞的比例为 10.6%，PDCD5tg 鼠引流淋巴结中 Th17 细胞的比例为 3.26%，如图 5.9(a)所示。将 PDCD5tg 鼠和 WT 鼠的 Th17 细胞百分比进行统计学分析，结果具有显著统计学差异，与 WT 鼠相比较，PDCD5tg 鼠引流淋巴结中 Th17 细胞比例下调，如图 5.9(b)所示。

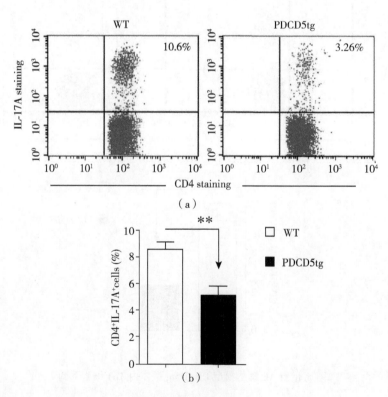

图 5.9　EAE 动物模型 PDCD5tg 鼠体内 Th17 细胞下调

Th1 和 Th17 细胞被认为可以导致多发性硬化和 EAE 的中枢神经系统炎性脱髓鞘病变[150-154]，而 Th2 和 FOXP3⁺ Treg 在疾病的恢复过程中起重要作用。Treg、Th2 和 Th1、Th17 的动态变化决定着多发性硬化和 EAE 的发生发展和恢复[156,157]。EAE 小鼠体内 PDCD5 过表达上调 Treg 和 Th2，下调 Th1 和 Th17。这种效应是由于 Treg 上调引起 Th1/Th2/Th17 细胞亚群比例变化，还是 PDCD5 基因导入直接导致 Th1/Th2/Th17 细胞亚群分化过程中的变化，尚有待更深入的研究。

5.7 PDCD5 过表达抑制 MOG 特异性淋巴细胞增殖，促进 CD4⁺细胞凋亡

PDCD5 过表达可加强多种肿瘤细胞对不同凋亡诱导因素的敏感性，使用 siRNA 敲减 PDCD5 内源性表达，可以抑制 Bax 超表达诱导的细胞凋亡[158]。在免疫系统淋巴细胞活化过程中存在自身凋亡现象，称为活化诱导的细胞死亡(activation induced cell death，AICD)。在自身免疫病中，增加或者促进 AICD，可以减轻自身免疫反应和临床症状；反之，抑制或者降低 AICD，则加重自身免疫反应和临床症状。

作为凋亡促进分子，推测 PDCD5 在免疫细胞的高表达是否也能在 AICD 中发挥促进作用，通过促进效应 T 细胞活化过程中的凋亡来抑制体内抗原特异性淋巴细胞的增殖，减少抗原特异性淋巴细胞的数量，从而减轻 EAE 小鼠临床症状。为了验证这个假设，接下来进行了下列研究。

5.7.1 PDCD5 过表达抑制 EAE 小鼠体内 MOG 特异性淋巴细胞增殖

EAE 发病第 26 天，获取小鼠引流淋巴结细胞，制成单细胞悬液加入到 96 孔培养板中，200μL/孔，每一份淋巴细胞悬液分装 3 个孔。一

组 WT 和 PDCD5tg 鼠来源的淋巴细胞不用 MOG 刺激(Medium 作为对照)，另一组 WT 和 PDCD5tg 鼠来源的淋巴细胞用 MOG(20μg/ml)抗原刺激。所有淋巴细胞置于 37℃ 细胞培养箱中培养 40 小时，然后加入 1μCi[³H]TDR，继续培养 8 小时。

MOG 抗原致敏性淋巴细胞再次接触相同抗原 MOG 刺激之后活化，产生增殖反应，DNA 和 RNA 合成明显增加，如果在培养液中加入³H-胸腺嘧啶核苷([³H] TDR)，则可以被转化中的细胞摄入。测定标记淋巴细胞的放射强度，可以反映淋巴细胞增殖的程度。

加入[³H] TDR 继续培养 8 小时之后，加入闪烁液，用液闪仪测定每分钟脉冲数(CPM)检测细胞[³H] TDR 的掺入量。不用 MOG 抗原刺激的 WT 和 PDCD5tg 鼠来源的淋巴细胞增殖不明显，且二者增殖能力没有差异；用 MOG 抗原刺激的 WT 和 PDCD5tg 鼠来源的淋巴细胞增殖明显，且二者有显著差异。结果提示，PDCD5tg 鼠来源的 MOG 抗原特异性淋巴细胞增殖能力明显低于 WT 鼠，如图 5.10 所示。

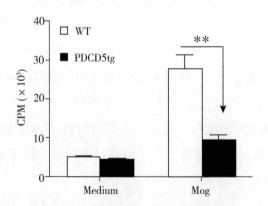

图 5.10　EAE 动物模型 PDCD5tg 鼠体内 MOG 特异性淋巴细胞增殖能力下降

该体外[³H] TDR 掺入增殖实验结果间接证实了 PDCD5tg 小鼠体内存在的自身抗原(MOG)反应性淋巴细胞水平比 WT 鼠低。鉴于自身反应性 MOG 抗原特异性淋巴细胞介导 EAE 小鼠的炎症反应、脱髓鞘病变

和临床症状，该研究结果部分解释了 PDCD5tg 鼠的 EAE 症状比 WT
鼠轻。

5.7.2　PDCD5 过表达促进 EAE 小鼠体内 MOG 刺激活化的淋巴细胞凋亡

　　EAE 发病第 26 天，获取小鼠引流淋巴结细胞，制成单细胞悬液，一组 WT 和 PDCD5tg 鼠来源的淋巴细胞不用 MOG 刺激（Medium 作为对照），另一组 WT 和 PDCD5tg 鼠来源的淋巴细胞用 MOG（20μg/ml）抗原刺激。所有淋巴细胞置于 37℃细胞培养箱中培养 48 小时，收获细胞进行 anti-CD4 和 Annexin V-FITC 染色，用流式细胞技术检测活化诱导的 $CD4^+$-AnnexinV⁺T 细胞数目。

　　在正常细胞中，磷脂酰丝氨酸（PS）只分布在细胞膜脂质双层的内侧，而在细胞凋亡早期，细胞膜中的磷脂酰丝氨酸由细胞膜内侧翻向外侧。Annexin V（AV）是一种分子量为 35～36kD 的 Ca_2+依赖性磷脂结合蛋白，与磷脂酰丝氨酸有高度亲和力，可以通过细胞外侧暴露的磷脂酰丝氨酸与凋亡早期细胞的胞膜结合。将 Annexin V 进行荧光素（FITC）标记，以标记了的 Annexin V 作为荧光探针，利用流式细胞仪可检测细胞凋亡的发生。

　　本研究加入荧光素 PE 标记的 anti-CD4 抗体，目的是以标记了的 CD4 抗体作为荧光探针，用流式细胞仪圈出 CD4 阳性淋巴细胞，进一步检测 CD4⁺淋巴细胞的凋亡比例。

　　一方面，由于处理淋巴细胞机械性操作损伤；另一方面，淋巴细胞离开小鼠体内在体外处理时间过久，均可能引起淋巴细胞凋亡，不用 MOG 抗原刺激的 WT 和 PDCD5tg 鼠来源的淋巴细胞凋亡水平没有明显差异，二者凋亡比例均接近 14%，如图 5.11（a）所示；用 MOG 抗原刺激的 WT 和 PDCD5tg 鼠来源的淋巴细胞凋亡比例差别明显，WT 鼠的 CD4⁺淋巴细胞凋亡比例为 9.31%，PDCD5tg 鼠的 CD4⁺淋巴细胞凋亡比例为 21.47%, 如图 5.11(a)所示。

　　对至少 5 对小鼠的实验结果进行统计学分析, 不用 MOG 抗原刺激的 WT 和 PDCD5tg 鼠来源的淋巴细胞凋亡水平没有差异, 如图 5.11(b)所示, 用 MOG 抗原刺激的 WT 和 PDCD5tg 鼠来源的淋巴细胞凋亡比例有显著差异, 如图 5.11(b)所示。

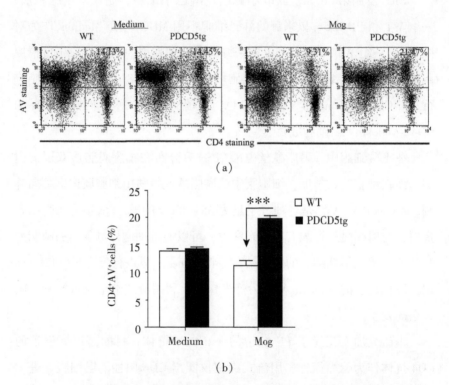

图 5.11　EAE 动物模型 PDCD5tg 鼠体内 MOG 刺激活化的 CD4$^+$T 细胞凋亡增加

　　该研究结果显示, PDCD5tg 鼠来源的 MOG 抗原特异性淋巴细胞凋亡水平明显低于 WT 鼠, 提示过表达 PDCD5 可以促进 MOG 抗原刺激活化的 CD4$^+$T 细胞的凋亡。

　　这些研究结果提示, PDCD5 一方面能够促进自身反应性淋巴细胞活化过程中的凋亡, 另一方面可以抑制自身反应性淋巴细胞的增殖, 进而下调 EAE 小鼠体内自身反应性淋巴细胞的水平。鉴于自身反应性淋巴细胞介导 EAE 小鼠的炎症反应、脱髓鞘病变和临床症状。因此，该研究结果从另一方面解释了 PDCD5 能够减轻 EAE 发病的原因。

然而，有关 PDCD5 促进活化诱导性淋巴细胞凋亡的信号通路以及更深入的分子机制还需要进一步研究。

5.8 PDCD5 过表达抑制 EAE 鼠炎症细胞因子的产生，促进抗炎细胞因子的分泌

研究表明，在 EAE 鼠中枢神经系统病变区，存在大量的细胞因子 IFN-γ[159]，在多发性硬化患者脊髓病变活动区，也存在大量的 IFN-γ[160]。Th1 细胞通过分泌 IFN-γ 来活化其他免疫细胞，如单核细胞、巨噬细胞、中性粒细胞等[161]，这些细胞都能对中枢神经系统造成损伤。多发性硬化患者接种 IFN-γ，可以加重疾病[162]。Th17 细胞是 2005 年新命名的 T 细胞亚群[151,163]，EAE 发病过程中，Th17 侵入到中枢神经系统，通过分泌 IL-17A 吸引其他免疫炎性细胞进入中枢神经系统，引起反复的炎性损害[152,164]。

前面的研究结果显示，PDCD5tg 鼠来源的 EAE 小鼠引流淋巴结中 Th1 和 Th17 比例下调，接下来分别分析 PDCD5tg 鼠和 WT 鼠来源的血清中，以及 PDCD5tg 鼠和 WT 鼠来源的 MOG 抗原特异性淋巴细胞分泌的各种细胞因子的水平。

5.8.1 PDCD5 过表达对 EAE 小鼠血清中细胞因子的影响

收获 EAE 鼠第 26 天的血清，利用免疫荧光微球结合流式细胞技术检测各种细胞因子的表达水平，结果如图 5.12 所示，研究发现，EAE 动物模型 PDCD5tg 鼠来源的血清中促炎性细胞因子 IFN-γ、IL-17A、TNF-α、IL-22、IL-27 明显降低，保护性细胞因子 IL-10 和 IL-4 上调。

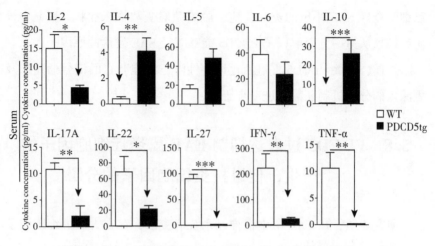

图 5.12　EAE 动物模型 PDCD5tg 鼠血清中的细胞因子水平

5.8.2　PDCD5 过表达对 EAE 小鼠 MOG 刺激活化的淋巴细胞分泌细胞因子的影响

构建 EAE 模型第 26 天，收获引流淋巴结制成单细胞悬液。一组 WT 和 PDCD5tg 鼠来源的淋巴细胞不用 MOG 刺激（Medium 作为对照），另一组 WT 和 PDCD5tg 鼠来源的淋巴细胞用 MOG（20μg/ml）抗原刺激。所有淋巴细胞置于 37℃ 细胞培养箱中培养 48 小时之后，收获细胞培养上清，免疫荧光微球结合流式细胞技术检测细胞因子的表达水平。

不用 MOG 抗原刺激的 WT 和 PDCD5tg 鼠来源的淋巴细胞几乎没有细胞因子分泌且水平差异不明显，用 MOG 抗原刺激的 WT 和 PDCD5tg 鼠来源的淋巴细胞分泌细胞因子水平增高，如图 5.13 所示。EAE 动物模型中 PDCD5tg 鼠来源的 MOG 抗原刺激活化的淋巴细胞分泌炎症细胞因子（IFN-γ、IL-17A、TNF-α、IL-22 和 IL-27）的能力明显降低，如图 5.13 所示。

这里要指出的是，不论是血清还是培养上清，EAE 动物模型中，

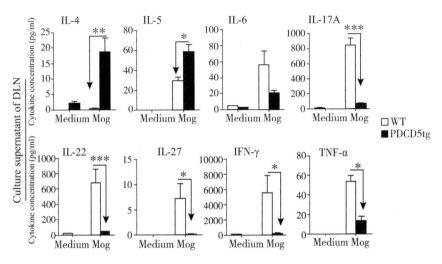

图 5.13　EAE 动物模型 PDCD5tg 鼠 MOG 特异性淋巴细胞分泌的细胞因子水平

PDCD5tg 鼠细胞因子 IL-6 的水平呈现明显的下调，由于小鼠之间的个体差异较大，因此没有统计学意义。这些细胞因子的变化趋势和引流淋巴结 CD4$^+$T 细胞亚群的变化趋势基本一致。

　　上述研究结果提示，过表达 PDCD5 抑制中枢神经系统脱髓鞘疾病 EAE 的发生发展，减轻中枢神经系统的炎症，这种作用与 PDCD5 上调 Treg、Th2，下调 Th1、Th17；上调抗炎性细胞因子分泌，下调促炎性细胞因子分泌相关。

　　FOXP3$^+$Treg 细胞能够抑制效应性 T 细胞的 IL-2 的转录诱导。Treg 细胞表达 3 种 IL-2 受体的组成成分：CD25、CD122 和 CD132。其中，CD122 和 CD132 是组成 IL-2 高亲和力受体复合物的重要成分。Treg 细胞能和效应性 T 细胞竞争性消耗 IL-2，使之耗竭，从而抑制效应性 T 细胞的增殖，并通过前凋亡因子 Bim 介导的途径诱导效应性 T 细胞凋亡。可溶性抑制性细胞因子也能介导 FOXP3$^+$Treg 细胞对自身免疫性 T 细胞的抑制作用。IL-10 和 TGF-β 可能参与 Treg 细胞的免疫抑制作用。

　　因此，效应性 T 细胞 Th1 和 Th17 的下调，一方面可能是由于 Treg 细胞上调对 Th1/Th17 细胞的抑制作用，另一方面可能是由于 PDCD5 的促活化的淋巴细胞的凋亡作用。

第6章 人重组蛋白 PDCD5(rhPDCD5)对自身免疫病——EAE 的作用

利用 PDCD5 转基因动物构建 EAE 实验动物模型研究结果显示，动物体内过表达 PDCD5 蛋白可以抑制 EAE 疾病的发生发展，那么，人重组蛋白 PDCD5(recombinant human PDCD5，rhPDCD5)是否对自身免疫病动物模型——EAE 发挥相同的作用呢？

PDCD5 在种属进化过程中是高度保守基因，小鼠的 PDCD5 与人在蛋白质上的同源性高达 96%[165]。作为经典的促凋亡蛋白，PDCD5 过去的研究一直集中在促肿瘤细胞凋亡方面。动物实验和细胞实验证实，rhPDCD5 能够促进多种肿瘤细胞凋亡，增加肿瘤组织对化疗药物的敏感性[23,24,67]，并且研究报道证实 rhPDCD5 主要是通过网格蛋白非依赖方式进入细胞内部发挥其促凋亡作用[166]。外源性蛋白可通过网格蛋白依赖和非依赖方式进入细胞[167]，外源性 rhPDCD5 可通过网格蛋白非依赖方式进入不同细胞，比如 HEK293、HT-29、U937、HL-60、Hela、MGC-803、A549、PC-3、TF-1 细胞和 Jurkat T 淋巴细胞。

鉴于前述 PDCD5 参与免疫调节的各种研究结果，我们推测 rhPDCD5 通过胞吞进入淋巴细胞内可能和免疫调节分子相互作用，对自身免疫病发挥负向调节作用。

接下来，本章进一步研究证实人重组蛋白 PDCD5(recombinant human PDCD5，rhPDCD5)对自身免疫病——EAE 的影响。

6.1　rhPDCD5 抑制 EAE 疾病的发生发展

用 C57BL/6 背景的小鼠构建 EAE 动物模型，分别进行 rhPDCD5 预防性和治疗性注射，观察疾病的发生发展。rhPDCD5 预防性和治疗性注射组，隔天腹腔注射 10mg/kg 的 rhPDCD5 蛋白(溶解在 200μl PBS 中)，对照组用同样的方法隔天腹腔注射 10mg/kg 的 OVA 蛋白(溶解在 200μl PBS 中)。rhPDCD5 预防性注射组从 EAE 建模第 0 天开始注射。rhPDCD5 治疗性注射组从 EAE 建模第 8 天(EAE 出现临床症状时)开始注射。

6.1.1　rhPDCD5 预防性注射抑制 EAE 发生发展

从 EAE 建模第 0 天开始，OVA 对照组 EAE 小鼠第 8 天开始发病，从第 8 天到第 10 天疾病进展迅速，rhPDCD5 预防性注射组小鼠第 9 天开始发病，第 9~11 天疾病进展缓慢。两组小鼠均在第 15 天，EAE 发病进入高峰，然后开始缓解。在相同的时间点，rhPDCD5 预防性注射均可以减轻 EAE 小鼠的临床症状，抑制 EAE 小鼠疾病进展，促进 EAE 小鼠疾病恢复，如图 6.1 所示。

6.1.2　rhPDCD5 治疗性注射抑制 EAE 发展

EAE 建模第 8 天(EAE 出现临床症状时)开始分别注射 OVA 蛋白和 rhPDCD5 蛋白。从第 8 天到第 14 天，OVA 蛋白和 rhPDCD5 蛋白组小鼠 EAE 临床表现没有明显差异。两组小鼠均在第 15 天进入发病高峰期，之后开始进入缓解期。rhPDCD5 治疗性注射虽不能减轻 EAE 小鼠早期发病临床症状，但是可以减轻 EAE 小鼠恢复期症状，促进 EAE 小鼠恢复，如图 6.2 所示。

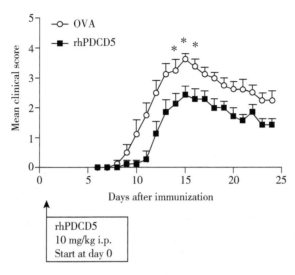

图 6.1 rhPDCD5 预防性注射抑制 EAE 发生发展

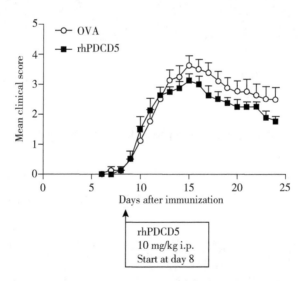

图 6.2 rhPDCD5 治疗性注射减轻 EAE 小鼠恢复期临床症状并促进疾病恢复

6.2　rhPDCD5 减轻 EAE 中枢神经系统炎症

6.2.1　rhPDCD5 预防性注射减轻 EAE 腰髓炎性淋巴细胞浸润

EAE 的发病原因主要是自身免疫性淋巴细胞侵入中枢神经系统并攻击轴突髓鞘引起脱髓鞘病变。EAE 小鼠构建第 0 天皮下免疫髓磷脂蛋白 MOG，有利于产生自身免疫性淋巴细胞。EAE 小鼠构建第 0 天和第 2 天分别注射百日咳毒素(pertussis toxin，PT)，可以破坏小鼠血脑屏障，有利于自身免疫性淋巴细胞侵入大脑和脊髓。

EAE 建模第 25 天，取小鼠脊髓腰段进行切片和 H&E 染色，rhPDCD5 预防性注射可以减轻中枢神经系统炎性淋巴细胞浸润，如图 6.3 所示。

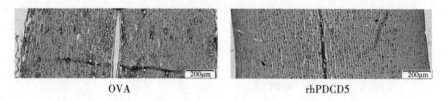

OVA　　　　　　　　　　　rhPDCD5

图 6.3　rhPDCD5 预防性注射减轻中枢神经系统炎性淋巴细胞浸润

6.2.2　rhPDCD5 治疗性注射减轻 EAE 腰髓炎性淋巴细胞浸润

EAE 建模第 25 天，取小鼠脊髓腰段进行 H&E 染色显示，rhPDCD5 治疗性注射可以减轻中枢神经系统炎性淋巴细胞浸润，如图 6.4 所示。

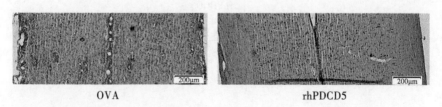

OVA　　　　　　　　　　　rhPDCD5

图 6.4　rhPDCD5 治疗性注射减轻中枢神经系统炎性淋巴细胞浸润

6.3 rhPDCD5 下调 EAE 小鼠体内 Th1 和 Th17 细胞水平

CD4[+] T 细胞亚群 Th1 和 Th17 细胞是引起 EAE 炎症性损伤的主要淋巴细胞。本节研究 rhPDCD5 处理过的 EAE 小鼠体内 Th1 和 Th17 细胞百分比。

6.3.1 rhPDCD5 预防性注射下调 EAE 小鼠体内 Th1 细胞

EAE 建模第 25 天，获取 rhPDCD5 预防性注射和对照 EAE 小鼠引流淋巴结，制成单细胞悬液，用 PMA 和 ionomycin 体外刺激培养 4 小时，用 CD4 和 IFN-γ 抗体进行荧光染色，用流式细胞技术检测 CD4[+] IFN-γ[+] Th1 细胞百分比。

选取 Th1 百分比代表性图片，OVA 组 EAE 小鼠引流淋巴结中 Th1 细胞的比例为 4.57%，rhPDCD5 组 EAE 小鼠引流淋巴结中 Th1 细胞的比例为 1.18%，如图 6.5(a)所示。

将 rhPDCD5 和 OVA 两组小鼠的 Th1 细胞百分比进行统计学分析，具有显著统计学差异，与 OVA 对照组相比较，rhPDCD5 预防性注射 EAE 小鼠体内能显著下调 Th1 细胞比例，如图 6.5(b)所示。

6.3.2 rhPDCD5 预防性注射下调 EAE 小鼠体内 Th17 细胞

EAE 建模第 25 天，获取 rhPDCD5 预防性注射和 OVA 对照 EAE 小鼠引流淋巴结，制成单细胞悬液，用 PMA 和 ionomycin 体外刺激培养 4 小时，用 CD4 和 IL-17A 抗体进行荧光染色，用流式细胞技术检测 CD4[+] IL-17A[+] Th17 细胞百分比。

选取 Th17 百分比代表性图片，OVA 组 EAE 小鼠引流淋巴结中 Th17 细胞的比例为 4.69%，rhPDCD5 组 EAE 小鼠引流淋巴结中 Th17

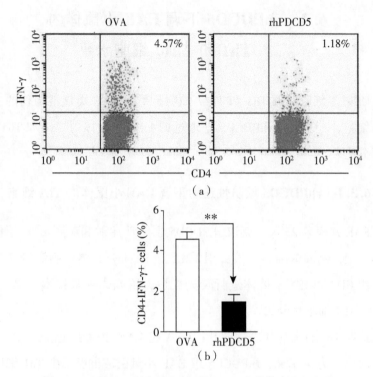

图 6.5　rhPDCD5 预防性注射下调 EAE 小鼠体内 Th1 细胞

细胞的比例为 1.71%，如图 6.6(a)所示。

　　将 rhPDCD5 和 OVA 两组小鼠的 Th17 细胞百分比进行统计学分析，具有显著统计学差异，与 OVA 对照组相比较，rhPDCD5 预防性注射 EAE 小鼠体内显著下调 Th17 细胞比例，如图 6.6(b)所示。

6.3.3　rhPDCD5 治疗性注射下调小鼠体内 Th1 细胞

　　EAE 建模第 25 天，获取 rhPDCD5 治疗性注射和对照 EAE 小鼠引流淋巴结，制成单细胞悬液，用 PMA 和 ionomycin 体外刺激培养 4 小时，用 CD4 和 IFN-γ 抗体进行荧光染色，用流式细胞技术检测 $CD4^+$ $IFN-\gamma^+$ Th1 细胞百分比。

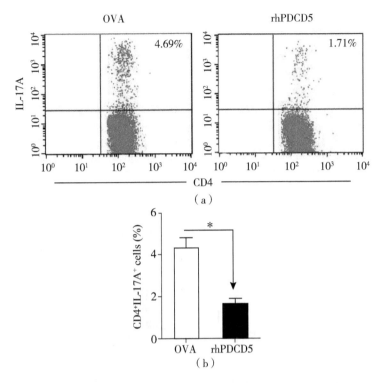

图 6.6　rhPDCD5 预防性注射下调 EAE 小鼠体内 Th17 细胞

　　选取 Th1 百分比代表性图片，OVA 组 EAE 小鼠引流淋巴结中 Th1 细胞的比例为 5.04%，rhPDCD5 组 EAE 小鼠引流淋巴结中 Th1 细胞的比例为 1.73%，如图 6.7(a) 所示。

　　将 rhPDCD5 和 OVA 两组小鼠的 Th1 细胞百分比进行统计学分析，具有显著统计学差异，与 OVA 对照组相比较，rhPDCD5 治疗性注射 EAE 小鼠体内显著下调 Th1 细胞比例，如图 6.7(b) 所示。

6.3.4　rhPDCD5 治疗性注射下调小鼠体内 Th17 细胞

　　EAE 建模第 25 天，获取 rhPDCD5 治疗性注射和对照 EAE 小鼠引流淋巴结，制成单细胞悬液，用 PMA 和 ionomycin 体外刺激培养 4 小

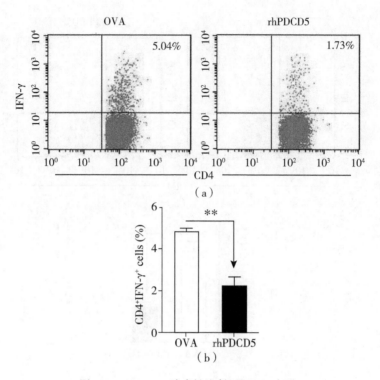

图 6.7　rhPDCD5 治疗性注射下调 Th1 细胞

时，用 CD4 和 IL-17A 抗体进行荧光染色，用流式细胞技术检测 CD4$^+$ IL-17A$^+$ Th17 细胞百分比。

选取 Th17 百分比代表性图片，OVA 组 EAE 小鼠引流淋巴结中 Th17 细胞的比例为 4.42%，rhPDCD5 组 EAE 小鼠引流淋巴结中 Th17 细胞的比例为 2.72%，如图 6.8(a) 所示。

将 rhPDCD5 和 OVA 两组小鼠的 Th17 细胞百分比进行统计学分析，具有显著统计学差异，与 OVA 对照组相比较，rhPDCD5 治疗性注射 EAE 小鼠体内显著下调 Th17 细胞，如图 6.8(b) 所示。

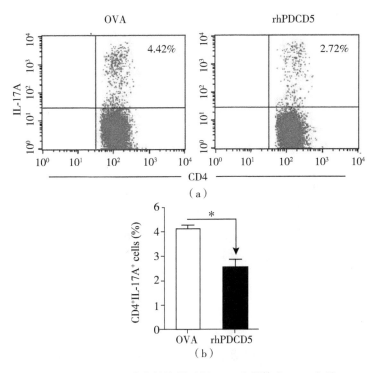

图 6.8　rhPDCD5 治疗性注射下调 EAE 小鼠体内 Th17 细胞

6.4　rhPDCD5 抑制 EAE 小鼠 IFN-γ 和 IL-17A 的分泌

IFN-γ 和 IL-17A 是引起 EAE 炎性损伤的主要细胞因子，IFN-γ 主要由 Th1 细胞分泌，IL-17A 主要由 Th17 细胞分泌。

既然 rhPDCD5 预防性注射和治疗性注射均可以下调 EAE 小鼠体内 Th1 和 Th17 细胞，接下来进，本节进一步研究 EAE 小鼠血清中以及 MOG 抗原特异性淋巴细胞分泌的细胞因子 IFN-γ 和 IL-17A 的水平。

6.4.1　rhPDCD5预防性注射下调EAE血清中IFN-γ和IL-17A水平

EAE 建模第 25 天，收获 rhPDCD5 预防性注射和对照组 EAE 小鼠血清，利用 ELISA 试剂盒检测血清中细胞因子 IFN-γ 和 IL-17A 的水平，

rhPDCD5 预防性注射可以显著下调 EAE 小鼠血清中炎性细胞因子 IFN-γ 和 IL-17A，如图 6.9 所示。

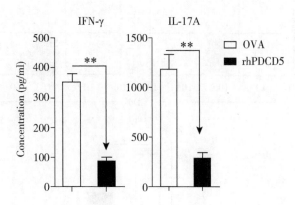

图 6.9　rhPDCD5 预防性注射下调 EAE 小鼠血清炎症细胞因子

6.4.2　rhPDCD5 预防性注射抑制 EAE 小鼠 MOG 特异性淋巴细胞分泌 IFN-γ 和 IL-17A

EAE 建模第 25 天，收获 rhPDCD5 预防性注射和对照组 EAE 小鼠引流淋巴结，制成单细胞悬液。

一组 OVA 和 rhPDCD5 注射 EAE 小鼠来源的淋巴细胞不用 MOG 刺激(Medium 作为对照)，另一组 OVA 和 rhPDCD5 注射 EAE 小鼠来源的淋巴细胞用 MOG(20μg/ml)抗原刺激活化 48 小时。所有淋巴细胞置于 37℃细胞培养箱中培养 48 小时，收获细胞培养上清，ELISA 试剂盒检测淋巴细胞培养上清中 IFN-γ 和 IL-17A 的水平。

不用 MOG 抗原刺激活化的 OVA 和 rhPDCD5 注射 EAE 小鼠来源的淋巴细胞几乎没有细胞因子分泌，且水平差异不明显，用 MOG 抗原刺激的 OVA 和 rhPDCD5 注射 EAE 小鼠来源的淋巴细胞分泌细胞因子水平增高，且差异显著。

rhPDCD5 预防性注射显著下调 EAE 小鼠 MOG 抗原特异性淋巴细胞

分泌的细胞因子 IFN-γ 和 IL-17A 的水平，如图 6.10 所示。

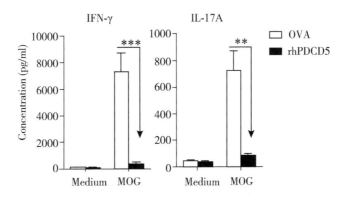

图 6.10 rhPDCD5 预防性注射抑制 MOG 特异性淋巴细胞分泌炎症细胞因子

6.4.3 rhPDCD5 治疗性注射下调 EAE 血清中 IFN-γ 和 IL-17A 水平

EAE 建模第 25 天，收获 rhPDCD5 治疗性注射和对照组 EAE 小鼠血清，利用 ELISA 试剂盒检测小鼠血清中细胞因子 IFN-γ 和 IL-17A 的水平，rhPDCD5 治疗性注射可以显著下调 EAE 小鼠血清中炎性细胞因子 IFN-γ 和 IL-17A，如图 6.11 所示。

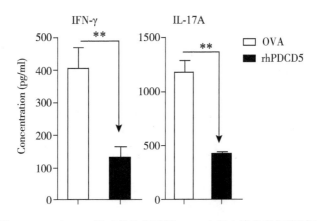

图 6.11 rhPDCD5 治疗性注射下调 EAE 小鼠血清炎症细胞因子

6.4.4　rhPDCD5 治疗性注射抑制 EAE 小鼠 MOG 特异性淋巴细胞分泌 IFN-γ 和 IL-17A

EAE 建模第 25 天，收获 rhPDCD5 治疗性注射和对照组 EAE 小鼠引流淋巴结，制成单细胞悬液。

一组 OVA 和 rhPDCD5 注射 EAE 小鼠来源的淋巴细胞不用 MOG 刺激(Medium 作为对照)，另一组 OVA 和 rhPDCD5 注射 EAE 小鼠来源的淋巴细胞用 MOG(20μg/ml)抗原刺激活化 48 小时。所有淋巴细胞置于 37℃细胞培养箱中培养 48 小时，收获细胞培养上清，ELISA 试剂盒检测淋巴细胞培养上清中 IFN-γ 和 IL-17A 的水平。

不用 MOG 抗原刺激活化的 OVA 和 rhPDCD5 注射 EAE 小鼠来源的淋巴细胞几乎没有细胞因子分泌，且水平差异不明显，用 MOG 抗原刺激的 OVA 和 rhPDCD5 注射 EAE 小鼠来源的淋巴细胞分泌细胞因子水平增高，且差异显著。

研究结果显示 rhPDCD5 治疗性注射显著下调 EAE 小鼠 MOG 抗原特异性淋巴细胞分泌的 IFN-γ 和 IL-17A 水平，如图 6.12 所示。

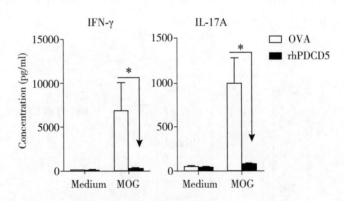

图 6.12　rhPDCD5 治疗性注射抑制 MOG 特异性淋巴细胞分泌炎症细胞因子

6.5 rhPDCD5 抑制 MOG 抗原
特异性淋巴细胞活化

EAE 是自身免疫病，由中枢神经系统髓磷脂抗原 MOG 特异性淋巴细胞活化增殖，并分泌促炎细胞因子，攻击自身髓鞘，导致小鼠肢体瘫痪发病。本节研究 rhPDCD5 处理过的 EAE 小鼠体内抗原特异性淋巴细胞的增殖能力。

EAE 第 25 天，获取小鼠引流淋巴结细胞，制成单细胞悬液，加入到 96 孔培养板中，200μL/孔，每一份淋巴细胞悬液分装 3 个孔。一组 OVA 和 rhPDCD5 注射 EAE 小鼠来源的淋巴细胞不用 MOG 刺激（Medium 作为对照），另一组 OVA 和 rhPDCD5 注射 EAE 小鼠来源的淋巴细胞用 MOG（20μg/ml）抗原刺激。所有淋巴细胞置于 37℃ 细胞培养箱中培养 40 小时，然后加入 1μ Ci $[^3H]$ TDR，继续培养 8 小时。

MOG 抗原致敏性淋巴细胞再次接触相同抗原 MOG 刺激之后活化，产生增殖反应，DNA 和 RNA 合成明显增加，如果在培养液中加入 ^3H-胸腺嘧啶核苷（$[^3H]$ TDR），则可以被转化中的细胞摄入。测定标记淋巴细胞的放射强度，可以反映淋巴细胞增殖的程度。

6.5.1 rhPDCD5 预防性注射抑制 MOG 特异性淋巴细胞活化

加入 $[^3H]$ TDR 继续培养 8 小时之后，加入闪烁液，用液闪仪测定每分钟脉冲数（CPM）检测细胞 $[^3H]$ TDR 的掺入量。不用 MOG 抗原刺激的 OVA 和 rhPDCD5 注射 EAE 小鼠来源的淋巴细胞增殖不明显，且二者增殖能力没有差异；用 MOG 抗原刺激的 OVA 和 rhPDCD5 注射 EAE 小鼠来源的淋巴细胞增殖明显，且二者有显著差异。结果提示，rhPDCD5 预防性注射 EAE 小鼠显著抑制 MOG 抗原特异性淋巴细胞增殖能力，如图 6.13 所示。

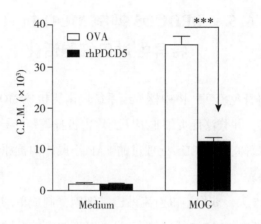

图 6.13　rhPDCD5 预防性注射抑制 MOG 特异性淋巴细胞增殖

6.5.2　rhPDCD5 治疗性注射抑制 MOG 特异性淋巴细胞活化

EAE 建模第 25 天，获取 rhPDCD5 治疗性注射和对照组 EAE 小鼠引流淋巴结，制成单细胞悬液，与 MOG(20μg/ml)共同培养 40 小时，加入 1μCi [³H] TDR，继续培养 8 小时，检测细胞[³H] TDR 的掺入量，结果显示，rhPDCD5 治疗性注射 EAE 小鼠来源的 MOG 特异性淋巴细胞增殖能力明显低于对照组，如图 6.14 所示。

加入[³H] TDR 继续培养 8 小时之后，加入闪烁液，用液闪仪测定每分钟脉冲数(CPM)检测细胞[³H] TDR 的掺入量。不用 MOG 抗原刺激的 OVA 和 rhPDCD5 注射 EAE 小鼠来源的淋巴细胞增殖不明显，且二者增殖能力没有差异；用 MOG 抗原刺激的 OVA 和 rhPDCD5 注射 EAE 小鼠来源的淋巴细胞增殖明显，且二者有显著差异。研究结果提示，rhPDCD5 治疗性注射 EAE 小鼠显著抑制 MOG 抗原特异性淋巴细胞增殖能力，如图 6.14 所示。

该体外[³H] TDR 掺入增殖实验证实了 rhPDCD5 预防性注射和治疗性注射 EAE 小鼠，可以显著抑制 EAE 小鼠体内自身抗原(MOG)反应性淋巴细胞增殖。鉴于自身反应性 MOG 抗原特异性淋巴细胞介导 EAE 小

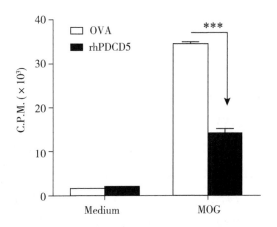

图 6.14　rhPDCD5 治疗性注射抑制 MOG 特异性淋巴细胞增殖

鼠的炎症反应、脱髓鞘病变和临床症状，该研究结果部分解释了 rhPDCD5 抑制 EAE 小鼠发生发展的原因。

6.6　rhPDCD5 诱导体内抗原特异性淋巴细胞的凋亡

炎性淋巴细胞在活化的过程中伴随活化诱导性细胞凋亡(activation induced cell death, AICD)，增加炎性淋巴细胞的凋亡，可以抑制自身免疫病 EAE 的发生发展，然而抑制炎性淋巴细胞的凋亡，则促进 EAE 的发生发展。

前面的研究结果提示，rhPDCD5 抑制 EAE，与下调 Th1、Th17 细胞以及抑制抗原特异性淋巴细胞增殖相关。

作为经典的促凋亡蛋白，下面探讨 rhPDCD5 有没有可能通过促进炎性淋巴细胞(抗原特异性淋巴细胞)的 AICD，进而下调 Th1、Th17 细胞百分比，抑制抗原特异性淋巴细胞增殖。

EAE 建模第 25 天，获取 rhPDCD5 注射和 OVA 注射 EAE 小鼠的引流淋巴结，制成单细胞悬液。一组 OVA 和 rhPDCD5 注射 EAE 小鼠来源的淋巴细胞不用 MOG 刺激(Medium 作为对照)，另一组 OVA 和 rhPDCD5 注射 EAE 小鼠来源的淋巴细胞用 MOG(20μg/ml)抗原刺激。所有淋巴细胞置于 37℃ 细胞培养箱中培养 48 小时。细胞刺激培养 48 小时之后，收获细胞进行 anti-CD4 和 Annexin V-FITC 染色，利用流式细胞技术检测活化诱导的 $CD4^+AnnexinV^+T$ 细胞数目。

在正常细胞中，磷脂酰丝氨酸(PS)只分布在细胞膜脂质双层的内侧，而在细胞凋亡早期，细胞膜中的磷脂酰丝氨酸由细胞膜内侧翻向外侧。Annexin V(AV)是一种分子量为 35~36 kD 的 Ca_2+ 依赖性磷脂结合蛋白，与磷脂酰丝氨酸有高度亲和力，可以通过细胞外侧暴露的磷脂酰丝氨酸与凋亡早期细胞的胞膜结合。将 Annexin V 进行荧光素(FITC)标记，以标记了的 Annexin V 作为荧光探针，利用流式细胞仪可检测细胞凋亡的发生。

本研究加入荧光素 PE 标记的 anti-CD4 抗体，目的是以标记了的 CD4 抗体作为荧光探针，用流式细胞仪圈出 CD4 阳性淋巴细胞，进一步检测 $CD4^+$ 淋巴细胞的凋亡比例。

6.6.1　rhPDCD5 预防性注射诱导 MOG 特异性淋巴细胞凋亡

一方面，由于处理淋巴细胞机械性操作损伤，另一方面，淋巴细胞离开小鼠体内在体外处理时间过久，均可能引起淋巴细胞凋亡，不用 MOG 抗原刺激的 OVA 和 rhPDCD5 注射 EAE 小鼠来源的淋巴细胞凋亡水平没有明显差异，二者凋亡比例均接近 14%，如图 6.15(a)所示；用 MOG 抗原刺激的 OVA 和 rhPDCD5 注射 EAE 小鼠来源的淋巴细胞凋亡比例差别明显，OVA 注射 EAE 小鼠来源的 $CD4^+$ 淋巴细胞凋亡比例为 11.2%，rhPDCD5 注射 EAE 小鼠来源的 $CD4^+$ 淋巴细胞凋亡比例为 20.46%，如图 6.15(a)所示。

对至少 5 对小鼠的实验结果进行统计学分析，不用 MOG 抗原刺激的 OVA 和 rhPDCD5 注射 EAE 小鼠来源的淋巴细胞凋亡水平没有差异，如图 6.15(b) 所示，用 MOG 抗原刺激的 OVA 和 rhPDCD5 注射 EAE 小鼠来源的淋巴细胞凋亡比例有显著差异，如图 6.15(b) 所示。

该研究结果显示，rhPDCD5 预防性注射 EAE 小鼠可以显著促进 MOG 抗原特异性淋巴细胞活化过程的凋亡比例。

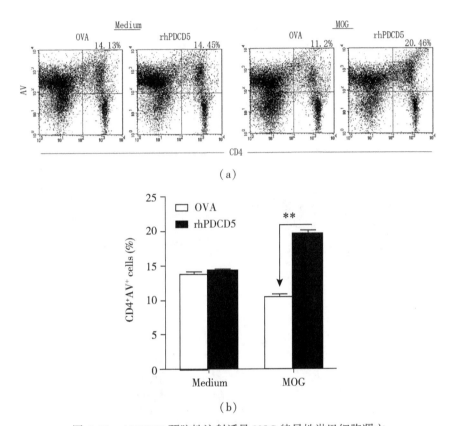

图 6.15 rhPDCD5 预防性注射诱导 MOG 特异性淋巴细胞凋亡

6.6.2 rhPDCD5 治疗性注射诱导 MOG 特异性淋巴细胞凋亡

不用 MOG 抗原刺激的 OVA 和 rhPDCD5 注射 EAE 小鼠来源的淋巴细胞凋亡水平没有明显差异，二者凋亡比例均接近 14%，如图 6.16(a) 所示；用 MOG 抗原刺激的 OVA 和 rhPDCD5 注射 EAE 小鼠来源的淋巴细胞凋亡比例差别明显，OVA 注射 EAE 小鼠来源的 CD4+淋巴细胞凋亡比例为 9.31%，rhPDCD5 注射 EAE 小鼠来源的 CD4+淋巴细胞凋亡比例为 18.29%，如图 6.16(a)所示。

对至少 5 对小鼠的实验结果进行统计学分析，不用 MOG 抗原刺激的 OVA 和 rhPDCD5 注射 EAE 小鼠来源的淋巴细胞凋亡水平没有差异，如图 6.16(b)所示，用 MOG 抗原刺激的 OVA 和 rhPDCD5 注射 EAE 小鼠来源的淋巴细胞凋亡比例有显著差异，如图 6.16(b)所示。

该研究结果显示，rhPDCD5 治疗性注射 EAE 小鼠可以显著促进 MOG 抗原特异性淋巴细胞活化过程中的凋亡比例。

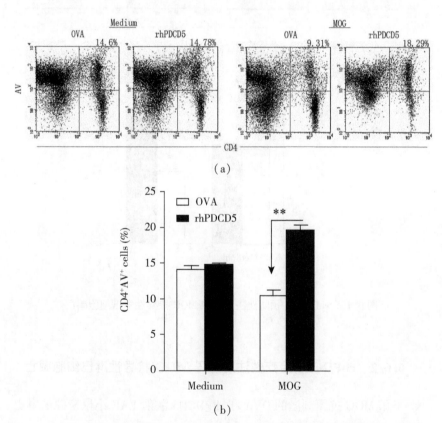

图 6.16　rhPDCD5 治疗性注射诱导 MOG 特异性淋巴细胞凋亡

6.7 rhPDCD5 诱导抗原特异性
淋巴细胞凋亡的机制

细胞凋亡受各种凋亡信号分子的调控。Bcl 2 是一种抗凋亡分子，通过阻止线粒体细胞色 c 的释放来抑制凋亡[168]。在 T 细胞和 B 细胞中过表达 Bcl 2 抑制细胞凋亡，促进细胞发育[169]。Bcl 2 抑制 caspase 3 的活化[170]。caspase 3 是催化凋亡信号分子活化，促进凋亡的关键分子[171]。

凋亡信号启动之后，caspase 8、10 发生自剪切激活，剪切下游的 Bcl-2 家族中的 Bid，产生带活性的 t-Bid。接下来在线粒体外面产生 Bax 和 Bak 二聚体，形成 pore，释放线粒体中的细胞色素 C 后，形成细胞色素 C、caspase 9 和 Apaf 1 凋亡复合体，后者剪切非活性状态的 procaspase 3 产生活性状态的 cleaved caspase 3，之后 cleaved caspase 3 可以剪切下游分子，促进凋亡。

研究结果提示，rhPDCD5 促进 EAE 小鼠抗原特异性淋巴细胞的凋亡，本节进一步研究 rhPDCD5 促自身免疫性淋巴细胞凋亡的分子机制。

PDCD5 能够通过结合组蛋白乙酰转移酶 Tip60 和 P53，在 Tip60-P53 通路中发挥促进肿瘤细胞凋亡的作用[27]。P53 的激活不仅可以激活 Bax 的表达，引起内源性线粒体凋亡，也可激活凋亡受体 FAS 的表达引起外源性凋亡[172]。活化的 Th1 和 Th17 细胞主要通过 FAS 配体死亡通路进行 AICD[173,174]。于是，本研究推测 PDCD5 可能通过 Tip60-P53 通路介导活化的 Th1 和 Th17 细胞的凋亡，如图 6.17 所示。

6.7.1 rhPDCD5 预防性注射诱导 MOG 特异性淋巴细胞凋亡的机制

构建 EAE 模型第 25 天，获取 rhPDCD5 预防性注射和对照组 EAE 小鼠引流淋巴结，制成单细胞悬液，裂解细胞，取上清做 western blot

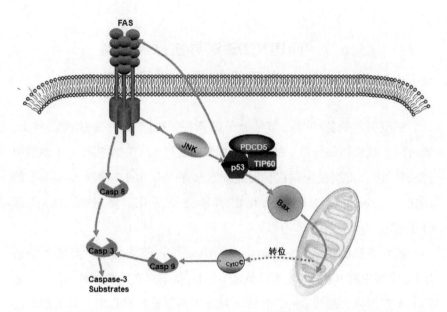

图 6.17　PDCD5 调控 Th1、Th17 活化诱导性凋亡的分子机制

检测凋亡相关分子的表达水平。rhPDCD5 预防性注射上调促凋亡分子
cleaved caspase 3、Bax，下调抗凋亡分子 Bcl-2，如图 6.18(a)所示，将
procaspase 3 和 cleaved caspase 3 条带进行灰度扫描，并进行统计学分
析，结果显示，rhPDCD5 预防性注射组具有显著统计学差异，如图
6.18(b)所示。

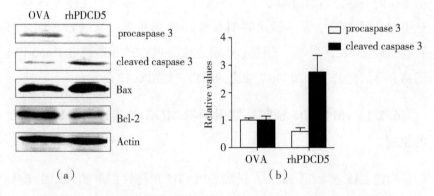

图 6.18　rhPDCD5 预防性注射诱导 MOG 特异性淋巴细胞凋亡的机制

6.7.2 rhPDCD5 治疗性注射诱导 MOG 特异性淋巴细胞凋亡的机制

EAE 建模第 25 天，获取 rhPDCD5 治疗性注射和对照组 EAE 小鼠引流淋巴结，制成单细胞悬液，裂解细胞，取上清做 western blot 检测凋亡相关分子的表达水平。rhPDCD5 治疗性注射上调促凋亡分子 cleaved caspase 3、Bax，下调抗凋亡分子 Bcl-2，如图 6.19(a) 所示，将 procaspase 3 和 cleaved caspase 3 条带进行灰度扫描，并进行统计学分析，结果显示，rhPDCD5 治疗性注射组差异明显，如图 6.19(b) 所示。

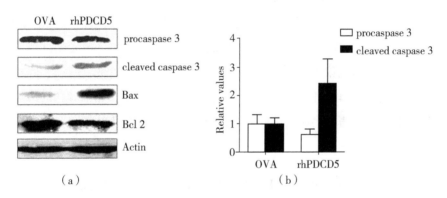

图 6.19 rhPDCD5 治疗性注射诱导 MOG 特异性淋巴细胞凋亡的机制

研究结果提示，rhPDCD5 的促自身免疫性淋巴细胞凋亡效应与 Bax 和 Cleaved caspase 3 的上调、Bcl-2 的下调有关。

6.8 rhPDCD5 的体外促炎性淋巴细胞凋亡作用

前面研究结果证实，rhPDCD5 注射到 EAE 小鼠体内，促进抗原 MOG 刺激活化的淋巴细胞凋亡，本节进一步利用体外细胞实验验证 rhPDCD5 的促自身免疫性淋巴细胞凋亡作用。

6.8.1　rhPDCD5 呈剂量依赖性促进 MOG 特异性淋巴细胞凋亡

记忆性淋巴细胞接触自身抗原之后活化，在活化的过程中，一部分细胞变成效应性淋巴细胞发挥促炎作用，另一部分细胞则会发生活化诱导性凋亡(AICD)。EAE 小鼠的病因是用 MOG 抗原免疫小鼠，导致小鼠体内产生针对 MOG 抗原的特异性淋巴细胞。接下来体外用 MOG 抗原刺激活化 EAE 小鼠淋巴细胞，同时加入外源 rhPDCD5 蛋白，观察 rhPDCD5 对 MOG 抗原刺激活化的淋巴细胞的作用。

EAE 小鼠建模后第 12 天(发病高峰期)，收获引流淋巴结，制成单细胞悬液，用 MOG(20μg/ml) 刺激活化抗原特异性淋巴细胞(自身免疫性淋巴细胞)增殖，同时加入不同浓度的 rhPDCD5 蛋白(0，5，10，20 单位：μg/ml) 刺激 48 小时，收集细胞，进行 CD4 和 AV 荧光抗体染色，用流式细胞仪检测 $CD4^+$ 细胞的凋亡百分比，rhPDCD5 促进 MOG 刺激活化的 $CD4^+$ 淋巴细胞凋亡，呈浓度依赖性增加，如图 6.20(a)所示。rhPDCD5 蛋白(20μg/ml) 显著促进 MOG 特异性淋巴细胞凋亡，如图 6.20(b)所示。

6.8.2　PDCD5 表达水平随淋巴细胞凋亡增加而增加

1. PDCD5 的蛋白水平随淋巴细胞凋亡增加而增加

收集 MOG 和不同浓度 rhPDCD5 刺激活化 48 小时的淋巴细胞，利用 western blot 实验检测 PDCD5 的蛋白表达水平，PDCD5 的蛋白水平变化趋势和活化的自身免疫性淋巴细胞凋亡趋势一致，如图 6.21 所示，提示自身免疫性淋巴细胞的凋亡伴随 PDCD5 的蛋白水平提高。

2. PDCD5 的 mRNA 水平随淋巴细胞凋亡增加而增加

收集 MOG 和不同浓度 rhPDCD5 刺激活化 48 小时的淋巴细胞，利用 RT-PCR 实验检测 PDCD5 的 mRNA 表达水平，PDCD5 的 mRNA 水平

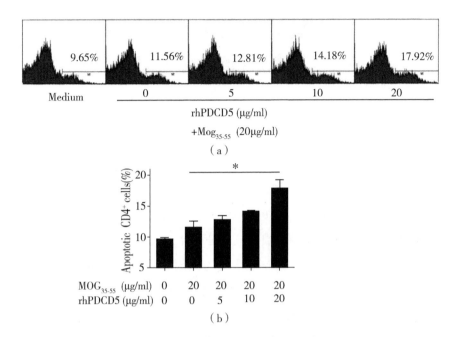

图 6.20　rhPDCD5 呈剂量依赖性促进 MOG 特异性淋巴细胞凋亡

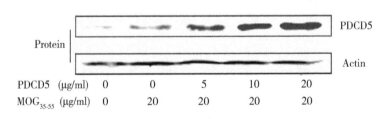

图 6.21　凋亡淋巴细胞内 PDCD5 蛋白表达水平上调

变化趋势和活化的自身免疫性淋巴细胞凋亡趋势一致，如图 6.22 所示，提示自身免疫性淋巴细胞的凋亡伴随 PDCD5 的 mRNA 水平提高。

6.8.3　rhPDCD5 处理过的 MOG 特异性淋巴细胞致病作用减弱

　　MOG 抗原特异性淋巴细胞是引起 EAE 小鼠发病的主要原因。为了进一步验证 rhPDCD5 是否可以促进自身免疫性淋巴细胞凋亡，接下来

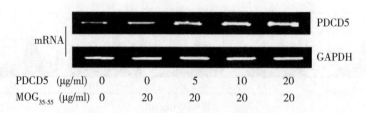

图 6.22　凋亡淋巴细胞内 PDCD5 的转录水平上调

利用被动诱导 EAE 动物模型进行小鼠体内实验验证。

　　EAE 动物模型复制了一个发病特点为适应性免疫应答介导的髓鞘脱失模型。EAE 的中枢神经损伤模式是由外到里型：MS 病变从外面的髓鞘发展到里面的轴索，即首发病变为外周系统中产生抗自身髓鞘抗体，为原发性中枢神经系统髓鞘脱失。其模型建立方法有两种：通过向佐剂中加入髓鞘蛋白或肽段主动诱导；通过过继转移预激活的髓鞘特异性 Th1 和 Th17 细胞给同系幼鼠被动诱导。

　　EAE 小鼠建模后第 12 天(发病高峰期)，收获引流淋巴结，制成单细胞悬液，用 MOG(20μg/ml)＋rhPDCD5 蛋白(0，20μg/ml)刺激活化 48 小时，然后流式分选 CD4$^+$淋巴细胞，通过尾静脉注射过继转移到正常小鼠体内被动诱导 EAE 疾病模型，结果显示，rhPDCD5 蛋白(20μg/ml)处理过的 MOG 刺激活化的淋巴细胞诱导的 EAE 临床症状比对照组轻，间接证实了 rhPDCD5 能够诱导 MOG 抗原特异性淋巴细胞 Th1 和 Th17 的凋亡，如图 6.23 所示。

　　综上研究推测，rhPDCD5 预防性和治疗性注射均能够抑制 EAE，这种抑制作用与 Th1 和 Th17 的下调相关。Th1 和 Th17 的下调与 rhPDCD5 促进自身免疫性淋巴细胞活化诱导性凋亡相关。rhPDCD5 促进自身免疫性淋巴细胞活化诱导性凋亡与 Bax 和 Cleaved caspase 3 的上调、Bcl-2 的下调有关。

　　然而，rhPDCD5 是直接细胞外发挥促凋亡作用，还是通过网格蛋白非依赖方式进入细胞发挥促凋亡作用，仍需要进一步研究。

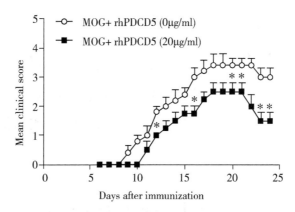

图 6.23 rhPDCD5 处理过的 MOG 特异性淋巴细胞致 EAE 作用减弱

第7章 人重组蛋白 PDCD5 （rhPDCD5）对自身免疫病 ——类风湿性关节炎的作用

7.1 类风湿性关节炎简介

类风湿性关节炎（rheumatoid arthritis，RA）是一种以滑膜持续炎症和关节软骨及骨质破坏为特征的自身免疫性疾病。RA 的发展伴随着滑膜细胞增生、新生血管及局部大量效应性 T 细胞浸润[175]，首先会造成对称性手足近端掌指（趾）小关节损伤，如肿胀和疼痛，随着病变进展，最终发展为骨质破坏及关节损伤，表现为关节畸形和功能丧失等。全球 0.5%～1% 的人口罹患该疾病，近年来患病率呈增加趋势，尚不包括处在发病前期尚未确诊的患者。T 细胞、尤其是 CD4[+] T 细胞功能异常，是 RA 免疫紊乱的中心环节，效应性 T 细胞过度活化增殖，通过分泌炎症细胞因子介导关节炎症及骨质破坏[176]。

RA 的病因尚不明确，因此难以实现疾病的对因和预防性治疗。目前认为 RA 是一个多因素共同造成的疾病，主要包括遗传因素、感染、环境，内分泌异常、免疫调节失衡等。

7.2 类风湿性关节炎与骨平衡系统和 T 细胞

7.2.1 类风湿性关节炎与骨平衡系统及细胞因子

一般来说，骨平衡是破骨细胞的骨吸收作用和成骨细胞的骨建作用之间的动态平衡。破骨细胞(osteoclasts，OC)来自造血干细胞，也可由树突状细胞、B 细胞、单核细胞和巨噬细胞(一般为炎症反应时)分化而来；成骨细胞(osteoblasts，OB)来自间充质干细胞(mesenchymal stem cells，MSC)。破骨细胞的分化包括：来自成纤维样滑膜细胞(fibroblast-like synoviocytes，FLS)的 RANKL① 与破骨细胞前体的 RANK 结合，招募 TRAF 2、5、6 等聚集，导致下游 TAK1 与 TAB 结合，进而通过激活 MAPK、NF-κB 通路产生 c-Jun，cFos 等，c-Jun 和 cFos 形成异二聚体，即 AP-1，AP-1 进入胞核内，协同 NF-κB、NFAT c1 等正向调控 OC 的分化生长和增殖，如图 7.1 所示。此外，这一过程尚需要巨噬细胞-集落刺激因子(macrophage colony-stimulating factor，M-CSF)、破骨细胞相关受体等的协同诱导。研究发现，没有 RANKL 这一关键配体[177]，尽管关节内仍有炎症细胞浸润，但并不显示骨损害，因为 OC 没有大量活化。临床发现，ACPA 阳性的 RA 患者早期髋骨和脊柱骨密度均下降，研究提示，ACPA 在 RA 早期能与体内 OC 及其前体细胞表面的瓜氨酸波形蛋白抗原结合激活 OC[178,179]。OPG 来自 OB、单核细胞，以及 T、B 细胞，可与 RANK 竞争性结合 RANKL，进而抑制 OC 的生成，发挥骨保护作用[180]。在自身免疫病 RA 中，炎症会导致滑膜—软骨—软骨下骨—大面积骨质疏松，此过程不可逆，且主要依赖 RANKL/RANK/OPG 这一核心轴线。RA 的特征性病理改变是滑膜血管翳里有大量免疫细胞，如单核细胞、淋巴细胞浸润，增生的 FLS 与免疫细胞均能大量生成 RANKL，与 RANK 的亲和力增加，RANKL/RANK 被过度激活，导

---

① RANKL：receptor activator of the nuclear factor kappa B ligand，核因子 kappa B 受体活化因子配体；RANK：receptor activator of the nuclear factor kappa B，核因子 kappa B 受体活化因子；OPG：osteoprotegerin，骨保护素；TRAF：tumor necrosis receptor-associated factor，破骨细胞前体胞质内肿瘤坏死因子受体相关因子；TAK1，transforming growth factor-β kinase 1，转化生长因子 β 激酶 1；TAB：transforming growth factor-β kinase 1 binding protein，转化生长因子 β 激酶 1 相关蛋白；IKK：inhibitor of NF-κB kinase，NF-κB 抑制激酶；AP-1：activator protein 1，转录因子激活蛋白-1；NFATc1：nuclear factor of activated T cells c1，活化的 T 细胞核因子 1。

致破骨细胞生成增加，最终导致不可逆的骨损害或骨质疏松。

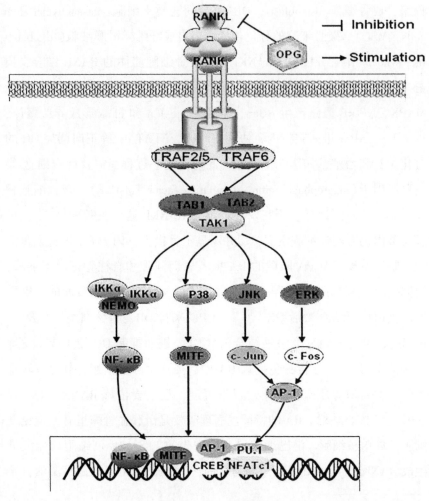

图 7.1　OC 分化机制[185]

RANKL/RANK/OPG 这一信号通路受诸多因素影响，主要是数量众多细胞因子的调控，这些细胞因子分别是 CD4+T 细胞的 4 个亚群产生的，即辅助性 T 细胞 Th1、Th2、Th17 和调节性 T 细胞 Treg。这 4 种不同的 T 细胞分别分泌不同的细胞因子，但它们之间又相互联系，组成

了一个极其庞大而又复杂的细胞因子调控网络。白细胞介素 1
(Interleukin-1，IL-1)，IL-6，白细胞介素 17(Interleukin-17，IL-17)，肿
瘤坏死因子-α(Tumor Necrosis Factor-α，TNF-α)，干扰素 γ-(Interferon-
β，IFN-γ)促进破骨细胞生成；而白细胞介素 4(Interleukin-4，IL-4)，
白细胞介素 10(Interleukin-10，IL-10)，干扰素-α(Interferon-α，IFN-α)
白细胞介素 13(Interleukin-13，IL-13)，干扰素-β(Interferon-β，IFN-β)
拮抗破骨细胞的生成。现阶段，许多治疗性生物制剂都是以细胞因子为
研究基础开发而成的靶向药[181-184]。除了调控骨平衡系统，这些细胞因
子更为主要的作用是直接或者间接调节免疫活性细胞或者调节性 T 细
胞，影响 RA 的发生发展和预后。除了调控骨平衡系统，这些细胞因子
更主要的作用是直接或者间接调节免疫活性细胞或者调节性 T 细胞，
从而影响 RA 的发生发展和预后。

7.2.2 类风湿性关节炎与 T 细胞

1989 年，Mossmann 和 Coffman 将辅助性 T(Th)细胞分为两群，分
泌 IFN-γ 的 Th1 和分泌 IL-4 及 IL-10 的 Th2[186]。随后，研究发现，RA
患者滑膜组织中分泌大量的 IFN-γ，Th1 细胞被认为是 RA 发病的重要
调节细胞[187]。正常人的 Th1、Th2 细胞及其分泌的细胞因子在体内处
于动态平衡状态，这种平衡对维持机体的免疫自稳起重要作用[188]。近
几年来，新发现的 CD4$^+$CD25$^+$FOXP3$^+$调节性 T 细胞(Treg)和 Th17 细胞
引起人们的关注，Treg 细胞可以通过调控外周自身反应性 T 细胞发挥
作用。在一系列动物实验中，通过摘除胸腺去除 Treg 细胞，可以导致
多器官的自身免疫功能紊乱，移植 Treg 细胞，则可以改善症状[189]。
Treg 细胞功能缺失可以引起自身免疫性疾病，如类风湿性关节炎[190]。
研究表明，RA 滑膜组织中大量 Th17 细胞聚集，导致细胞因子 IL-17 分
泌异常，体内和体外实验都证实 IL-17 参与 RA 的关节炎症反应[191]。
正常小鼠关节注射 IL-17，导致局部炎症细胞迁移，骨质侵蚀以及软骨
破坏[192,193]，而抑制 IL-17 则在胶原诱导性类风湿性关节炎中起保护作

用[194,195]。因此，调节 Treg 细胞和 Th17 细胞，以及 T 细胞亚群之间的失调，调整机体免疫功能紊乱，对于 RA 的治疗非常重要。

1. RA 与 Treg 细胞

2003 年，一类可以表达 FOXP3+的细胞亚群被认为是免疫系统可以控制炎症的细胞亚群，称为调节性 T 细胞(Treg)。Treg 在抑制过度免疫应答中发挥重要作用，Treg 细胞的缺乏或者功能障碍，会导致多种 T 细胞介导的自身免疫性疾病，如类风湿性关节炎(RA)。Treg 细胞可以调节多种类型的免疫应答过程，在对外源性抗原进行免疫应答的过程中，效应性 T 细胞和 Treg 细胞之间需要保持平衡，以便有效清除抗原，防止机体受损。研究表明，特异性抑制 Treg 细胞的 DBA/1 小鼠在建立胶原诱导性关节炎模型之后，表现出更为严重的关节炎症损伤，同时伴随更高浓度的针对胶原蛋白的特异性抗体及特异性 T 细胞的明显增殖。TGF-β 是 Treg 细胞分泌的抑制性细胞因子，具有多种生物学功能，抑制效应性 T 细胞的增殖和效应性 T 细胞细胞因子的产生。此外，TGF-β 还可以抑制干扰素的产生。

2. RA 与 Th1 细胞

Th1 细胞一直被认为是自身免疫病如 RA 病理过程中的重要参与者，在人类炎症性肠病的病变部位，Treg 细胞可以抑制 Th1 细胞的增殖，健康人体内的 Treg 细胞可以抑制 IFN-γ 的分泌。RA 患者外周血中的 Treg 细胞功能缺陷，不能有效抑制效应性 Th1 细胞的增殖以及 IFN-γ 的分泌。健康人和经过治疗好转的 RA 患者外周血中的 Treg 细胞可以有效抑制效应性 Th1 细胞的增殖及 IFN-γ 的分泌。也有研究发现，RA 患者外周血和关节滑液中的 Treg 细胞可以体外抑制效应性 Th1 细胞的增殖。

3. RA 与 Th2 细胞

最早研究认为 Th1、Th2 细胞的平衡在 RA 的发病中发挥重要作用，促炎性细胞因子是 RA 患者关节炎症发生和维持的主要介导者，而抗炎性细胞因子，如 IL-4 和 IL-10 可以抑制炎症过程。在儿童类风湿性关节炎发病过程中，Th2 细胞因子 IL-4 和 IL-10 发挥重要的免疫调节作用。体外实验证实，IL-4 和 IL-10 可以抑制 Th1 细胞的增殖，抑制促炎性细胞因子如 TNF-α 的分泌。

4. RA 与 Th17 细胞

IL-17 主要由 Th17 细胞分泌，在 RA 滑膜中表现出与疾病严重程度相关的炎性细胞因子。研究表明，IL-17 通过活化滑膜细胞进而侵蚀关节，是 RA 病理过程中的重要炎性调节因子，RA 患者滑膜组织中 IL-17 含量升高。胶原诱导性关节炎大鼠滑膜组织中 IL-17A 含量显著升高，小鼠关节炎模型证实缺乏或者拮抗 IL-17A 可以产生明显的抗炎作用。两种针对 IL-17 的单克隆抗体在 RA 早期临床试验中均表现出有效性和安全性。有研究报道 RA 患者关节滑液中的 Treg 细胞可以抑制 IL-17 的分泌。

7.3 rhPDCD5 对 CIA 大鼠关节的保护作用

临床 RA 患者体内存在 CD4+T 细胞失衡（Treg 细胞下调，Th1 和 Th17 细胞上调），调节 CD4+T 细胞平衡，有利于减轻 RA 临床症状，延缓疾病的发展。

一些临床研究数据证明，在 RA 患者体内 PDCD5 的表达会被 IL-17A[42]、TNF-α[41] 等炎性细胞因子所影响。此外，PDCD5 的异常表达也参与某些自身免疫病和炎症过程，比如系统性红斑狼疮[47,48,196]、骨关节炎[53]。

前面利用 PDCD5 转基因小鼠和 rhPDCD5 蛋白，系统地研究了
PDCD5 在自身免疫病多发性硬化发生发展中的作用，以及 rhPDCD5 潜
在的治疗作用，那么除了小鼠 EAE 模型，rhPDCD5 是否对其他自身免
疫病模型有作用呢？胶原诱导性类风湿性关节炎(collagen induced
arthritis，CIA)实验动物模型与 RA 的临床症状病理损伤相似，是用来
研究 RA 疾病常用的动物模型。接下来，本节将进一步利用 CIA 大鼠模
型研究 rhPDCD5 在自身免疫病——类风湿性关节炎中的作用。

7.3.1 rhPDCD5 抑制 CIA 发生

将大鼠分为 4 组：对照(Control)组——正常大鼠，不做任何处理；
阴性对照组(OVA)——将大鼠建立 CIA 疾病模型并同时进行 OVA 治
疗；阳性对照组(商品化的益赛普 rhTNFR:Fc)——将大鼠建立 CIA 疾
病模型并同时进行商品化的益赛普(rhTNFR:Fc)治疗；实验组
(rhPDCD5)——将大鼠建立 CIA 疾病模型并同时进行 rhPDCD5 治疗。

从初次免疫Ⅱ型胶原蛋白开始为第 0 天，整个实验观察周期为 28
天。OVA 组大鼠于初次免疫后第 11 天开始发病，CIA 发病率随时间变
化增加，第 11 天到第 12 天发病率 20%，第 13 天到第 15 天发病率
40%，第 16 天发病率 60%，第 17 天到第 18 天发病率 80%，第 19 天发
病率达到 100%。rhTNFR:Fc 组于初次免疫后第 18 天开始发病，第 18
天到第 19 天发病率为 20%，第 20 天到第 22 天发病率接近 50%，第 23
天发病率接近 60%，第 24 天到第 28 天发病率接近 80%。rhPDCD5 组
于初次免疫后第 18 天开始发病，第 18 天发病率为 20%，第 19 天到第
23 天发病率接近 60%，第 24 天到第 26 天发病率接近 80%，第 27 天到
第 28 天发病率接近 90%。

与 OVA 组相比，rhTNFR:Fc 组和 rhPDCD5 组 CIA 发病时间推迟一
周，且在相同的时间点，rhTNFR:Fc 组和 rhPDCD5 组 CIA 发病率低于
OVA 组。rhTNFR:Fc 组和 rhPDCD5 组 CIA 大鼠发病开始时间一样，且
在相同的时间点，rhTNFR:Fc 组和 rhPDCD5 组 CIA 发病率差别不大，

如图 7.2 所示。

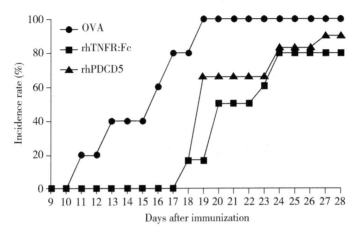

图 7.2 各组大鼠出现关节肿胀的发病率(每只大鼠关节炎症状评分≥2)

7.3.2 rhPDCD5 减轻 CIA 大鼠临床评分

从 CIA 建模第 0 天开始每天观察大鼠的关节肿胀度,测量肿胀程度并做好记录。OVA 组大鼠于初次免疫后第 11 天开始出现关节肿胀,关节炎症状随时间变化加剧,从第 11 天到第 20 天关节肿胀进展较为迅速,第 20 天到第 28 天关节肿胀进展较为缓慢。rhTNFR:Fc 组于初次免疫后第 18 天出现关节肿胀,从第 18 天到第 21 天关节肿胀进展较为迅速,第 21 天到第 28 天关节肿胀进展较为缓慢。rhPDCD5 组于初次免疫后第 18 天出现关节肿胀,从第 18 天到第 21 天关节肿胀进展较为迅速,第 21 天到第 28 天关节肿胀进展较为缓慢。

与 OVA 组相比,rhTNFR:Fc 组和 rhPDCD5 组 CIA 大鼠发病时间推迟一周,关节炎临床症状减轻并且进展缓慢。且在相同的时间点,rhTNFR:Fc 组和 rhPDCD5 组 CIA 大鼠临床症状比 OVA 组轻。rhTNFR:Fc 组和 rhPDCD5 组 CIA 大鼠发病时间一致,且关节炎症状差别不大,如图 7.3 所示。

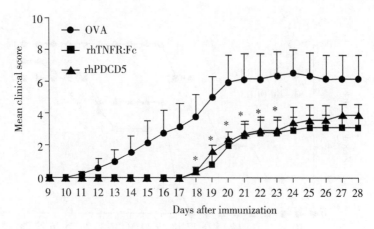

图 7.3　各组大鼠关节评分

7.3.3　rhPDCD5 减轻 CIA 大鼠关节肿胀

CIA 动物实验第 28 天，对各组大鼠代表性关节肿胀图进行拍照。rhTNFR:Fc 组和 rhPDCD5 组 CIA 大鼠前爪和后爪的关节肿胀度比 OVA 组轻，rhTNFR:Fc 组和 rhPDCD5 组 CIA 大鼠的关节肿胀度没有太大差别，如图 7.4(a)所示。

从图 7.4(b)可以看到，OVA 组 CIA 大鼠关节肿胀度进展快，随时间变化加剧。rhTNFR:Fc 组和 rhPDCD5 组的 CIA 大鼠关节肿胀度比 OVA 组轻，随时间变化进展缓慢。rhTNFR:Fc 组和 rhPDCD5 的关节肿胀度差别不大。

7.3.4　rhPDCD5 减少腹股沟引流淋巴结细胞数量

引流淋巴结的大小和细胞数量能一定程度上反映 CIA 大鼠体内炎症程度。CIA 动物实验第 28 天，取 4 组大鼠腹股沟引流淋巴结，并计数。与正常大鼠(Control)相比，OVA 组 CIA 大鼠引流淋巴结显著增大，rhTNFR:Fc 组和 rhPDCD5 组 CIA 大鼠的腹股沟引流淋巴结比 OVA 组小，

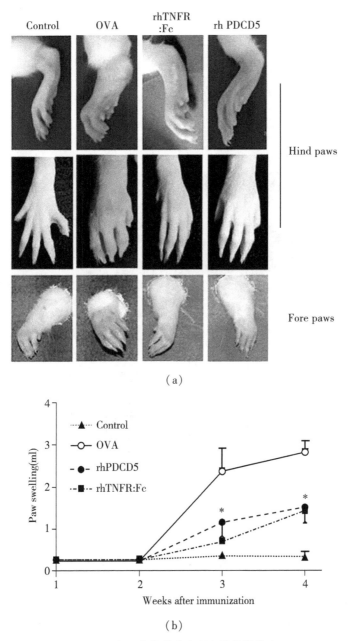

图 7.4　各组大鼠关节表现和关节肿胀度

如图 7.5(a)所示。将腹股沟引流淋巴结制成单细胞悬液并计数,与正常大鼠(Control)相比,OVA 组 CIA 大鼠引流淋巴结淋巴细胞总数明显增加,rhTNFR:Fc 组和 rhPDCD5 组 CIA 大鼠引流淋巴结淋巴细胞总数比 OVA 组少,rhTNFR:Fc 组和 rhPDCD5 组 CIA 大鼠引流淋巴结淋巴细胞总数相差不大,如图 7.5(b)所示。

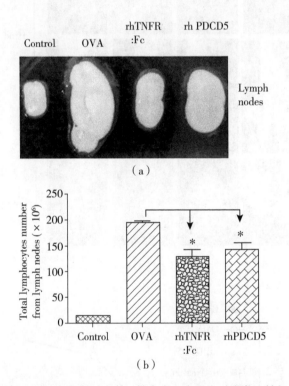

图 7.5 各组大鼠腹股沟引流淋巴结大小和腹股沟引流淋巴结细胞总数

7.3.5 rhPDCD5 减轻 CIA 踝关节病理损伤

CIA 动物实验第 28 天,对各组大鼠的踝关节切片并进行 H&E 和番红 O 染色。OVA 组大鼠踝关节出现严重慢性炎症,血管翳形成,软骨损坏及严重骨质损坏,而 rhPDCD5 组和 rhTNFR:Fc 组大鼠关节腔比较完整,结构正常,关节软骨和骨质正常,炎症较轻。rhTNFR:Fc 组和

rhPDCD5 组 CIA 大鼠关节炎症损坏差别不大，如图 7.6(a)所示，对各组大鼠的关节炎症进行评分和统计学分析，rhTNFR:Fc 组和 rhPDCD5组 CIA 大鼠关节炎症评分显著降低，如图 7.6(b)所示。

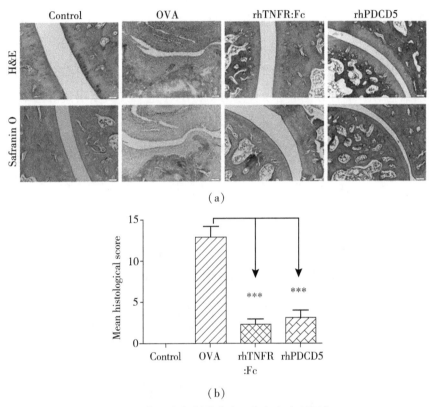

图 7.6 各组大鼠踝关节病理染色和病理评分

7.4 rhPDCD5 对 CIA 大鼠 CD4⁺CD25⁺FOXP3⁺ 调节性 T 细胞(Treg)的影响

7.4.1 rhPDCD5 上调腹股沟引流淋巴结 Treg 细胞水平

CIA 动物实验第 28 天，取大鼠腹股沟引流淋巴结细胞(LN)，制成单细胞悬液，进行荧光抗体染色，用流式细胞技术分析淋巴细胞中 CD4$^+$CD25$^+$FOXP3$^+$调节性 T 细胞百分比。

　　取 4 组大鼠腹股沟引流淋巴结中 Treg 百分比代表性图片，正常大鼠(Control)引流淋巴结中的 Treg 百分比为 11.23%，OVA 组 CIA 大鼠引流淋巴结中的 Treg 百分比为 7.86%，rhTNFR:Fc 组 CIA 大鼠引流淋巴结中的 Treg 百分比为 10.21%，rhPDCD5 组 CIA 大鼠引流淋巴结中的 Treg 百分比为 13.1%，如图 7.7(a)所示。对 4 组大鼠腹股沟引流淋巴结细胞中 Treg 百分比进行统计学分析，OVA 组 CIA 大鼠引流淋巴结中 Treg 百分比相比较正常大鼠降低，rhPDCD5 和 rhTNFR:Fc 组 CIA 大鼠腹股沟引流淋巴结 Treg 百分比较 OVA 组提高，且 rhPDCD5 组 CIA 大鼠腹股沟引流淋巴结 Treg 百分比较 rhTNFR:Fc 组提高，如图 7.7(b)所示。

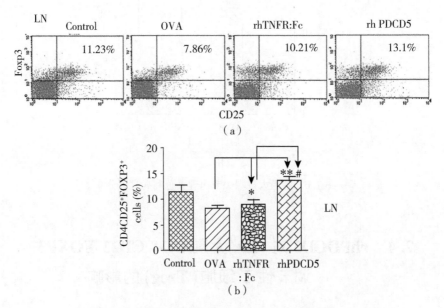

图 7.7　各组大鼠腹股沟淋巴结 Treg 细胞百分比

7.4.2 rhPDCD5 上调脾脏 Treg 细胞水平

CIA 动物实验第 28 天,取大鼠腹脾脏(Spleen),制成单细胞悬液,进行荧光抗体染色,用流式细胞技术分析 CD4⁺CD25⁺FOXP3⁺调节性 T 细胞百分比。

取 4 组大鼠脾脏中 Treg 百分比代表性图片,正常大鼠(Control)脾脏中的 Treg 百分比为 8.27%,OVA 组 CIA 大鼠脾脏中的 Treg 百分比为 6.16%,rhTNFR:Fc 组 CIA 大鼠脾脏中的 Treg 百分比为 7.84%,rhPDCD5 组 CIA 大鼠脾脏中的 Treg 百分比为 8.5%,如图 7.8(a)所示。对 4 组大鼠脾脏细胞中 Treg 百分比进行统计学分析,OVA 组 CIA 大鼠脾脏中 Treg 百分比相比较正常大鼠降低,rhPDCD5 和 rhTNFR:Fc 组 CIA 大鼠脾脏中 Treg 百分比较 OVA 组提高,如图 7.8(b)所示。

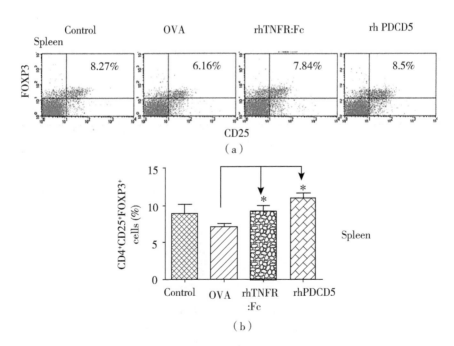

图 7.8 各组大鼠脾脏 Treg 细胞百分比

7.4.3 rhPDCD5 上调外周血中 Treg 细胞水平

CIA 动物实验第 28 天，取大鼠外周血，分离外周血单个核细胞（peripheral blood mononuclear cell, PBMC），进行荧光抗体染色，用流式细胞技术分析 CD4⁺CD25⁺FOXP3⁺调节性 T 细胞百分比。

取 4 组大鼠 PBMC 中 Treg 百分比代表性图片，正常大鼠（Control）PBMC 中的 Treg 百分比为 3.42%，OVA 组 CIA 大鼠 PBMC 中的 Treg 百分比为 2.95%，rhTNFR:Fc 组 CIA 大鼠 PBMC 中的 Treg 百分比为 5.95%，rhPDCD5 组 CIA 大鼠 PBMC 中的 Treg 百分比为 7.35%，如图 7.9(a)所示。对 4 组大鼠 PBMC 中 Treg 百分比进行统计学分析，OVA 组 CIA 大鼠 PBMC 中 Treg 百分比相比较正常大鼠降低，rhPDCD5 和 rhTNFR:Fc 组 CIA 大鼠 PBMC 中 Treg 百分比较 OVA 组提高，如图 7.9(b)所示。

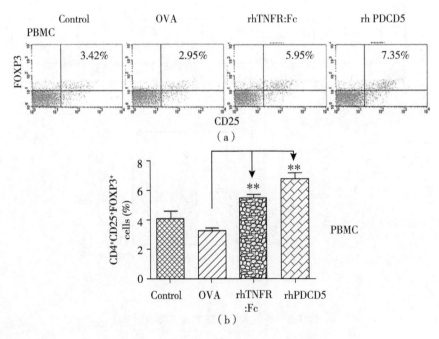

图 7.9　各组大鼠外周血 Treg 细胞百分比

7.5 rhPDCD5 对 CIA 大鼠腹股沟引流 淋巴结 Th1、Th2、Th17 的影响

7.5.1 rhPDCD5 上调 Th2 细胞水平

CIA 动物实验第 28 天，取大鼠腹股沟引流淋巴结制成单细胞悬液，进行 $CD4^+IL-4^+$ (Th2) 细胞荧光抗体染色，并利用流式细胞技术检测细胞百分比。

取 4 组大鼠腹股沟引流淋巴结中 Th2 细胞百分比代表性图片，正常大鼠(Control)腹股沟引流淋巴结中的 Th2 百分比为 1.75%，OVA 组 CIA 大鼠腹股沟引流淋巴结中的 Th2 百分比为 2.51%，rhTNFR:Fc 组 CIA 大鼠腹股沟引流淋巴结中的 Th2 百分比为 3.44%，rhPDCD5 组 CIA 大鼠腹股沟引流淋巴结中的 Th2 百分比为 10.36%，如图 7.10(a)所示。对 4 组大鼠腹股沟引流淋巴结中 Th2 细胞百分比进行统计学分析，OVA 组 CIA 大鼠腹股沟引流淋巴结中 Th2 百分比相比较正常大鼠无明显变化，rhPDCD5 和 rhTNFR:Fc 组 CIA 大鼠腹股沟引流淋巴结中 Th2 百分比较 OVA 组提高，如图 7.10(b)所示。

7.5.2 rhPDCD5 下调 Th1 细胞水平

CIA 动物实验第 28 天，取大鼠腹股沟引流淋巴结制成单细胞悬液，进行 $CD4^+IFN-\gamma^+$ (Th1) 细胞荧光抗体染色，并利用流式细胞技术检测细胞百分比。

取 4 组大鼠腹股沟引流淋巴结中 Th1 细胞百分比代表性图片，正常大鼠(Control)腹股沟引流淋巴结中的 Th1 百分比为 1.75%，OVA 组

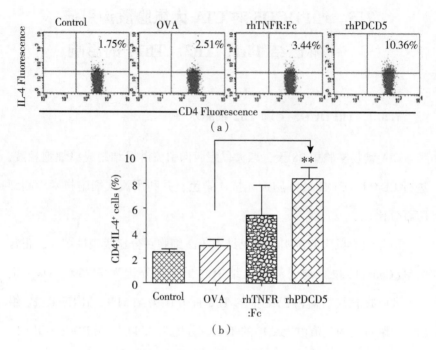

图 7.10　各组大鼠腹股沟引流淋巴结 Th2 细胞百分比

CIA 大鼠腹股沟引流淋巴结中的 Th1 百分比为 8.79%，rhTNFR:Fc 组 CIA 大鼠腹股沟引流淋巴结中的 Th1 百分比为 2.78%，rhPDCD5 组 CIA 大鼠腹股沟引流淋巴结中的 Th1 百分比为 3.55%，如图 7.11(a)所示。对 4 组大鼠腹股沟引流淋巴结中 Th1 细胞百分比进行统计学分析，OVA 组 CIA 大鼠腹股沟引流淋巴结中 Th1 百分比相比较正常大鼠升高，rhPDCD5 和 rhTNFR:Fc 组 CIA 大鼠腹股沟引流淋巴结中 Th1 百分比较 OVA 组降低，如图 7.11(b)所示。

7.5.3　rhPDCD5 下调 Th17 细胞水平

CIA 动物实验第 28 天，取大鼠腹股沟引流淋巴结制成单细胞悬液，

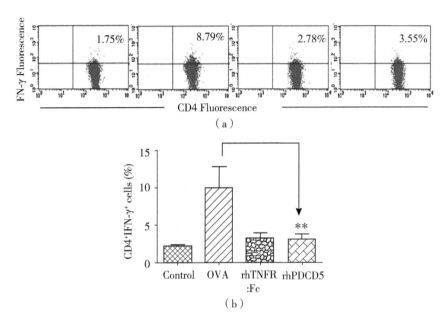

图 7.11 各组大鼠腹股沟引流淋巴结 Th1 细胞百分比

进行 CD4$^+$IL-17A$^+$(Th17)细胞荧光抗体染色，并利用流式细胞技术检测细胞百分比。

取 4 组大鼠腹股沟引流淋巴结中 Th17 细胞百分比代表性图片，正常大鼠(Control)腹股沟引流淋巴结中的 Th17 百分比为 2.42%，OVA 组 CIA 大鼠腹股沟引流淋巴结中的 Th17 百分比为 9.22%，rhTNFR:Fc 组 CIA 大鼠腹股沟引流淋巴结中的 Th17 百分比为 3.97%，rhPDCD5 组 CIA 大鼠腹股沟引流淋巴结中的 Th17 百分比为 2.95%，如图 7.12(a) 所示。对 4 组大鼠腹股沟引流淋巴结中 Th17 细胞百分比进行统计学分析，OVA 组 CIA 大鼠腹股沟引流淋巴结中 Th17 百分比相比较正常大鼠升高，rhPDCD5 和 rhTNFR:Fc 组 CIA 大鼠腹股沟引流淋巴结中 Th17 百分比较 OVA 组降低，如图 7.12(b) 所示。

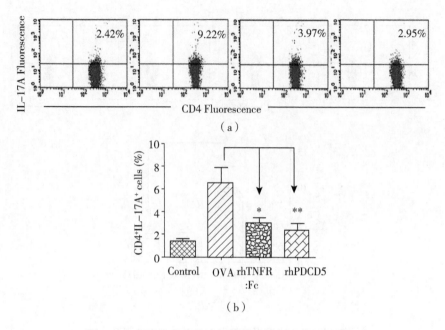

图 7.12　各组大鼠腹股沟引流淋巴结 Th17 细胞百分比

7.6　rhPDCD5 对 CIA 大鼠血清和关节腔滑液中细胞因子的影响

7.6.1　各组大鼠血清中细胞因子水平

CIA 动物实验第 28 天，取大鼠血清，利用 ELISA 试剂盒进行细胞因子浓度检测。

与 OVA 组相比，rhPDCD5 组 CIA 大鼠血清中，TGF-β1、IL-4 和 IL-10 升高，TNF-α、IL-6、IFN-γ 和 IL-17A 降低。与 OVA 组相比，rhTNFR:Fc 组大鼠血清中，TGF-β1 和 IL-4 升高，TNF-α、IL-6 和 IFN-γ

降低。rhPDCD5 组和 rhTNFR:Fc 组 CIA 大鼠血清中，细胞因子水平没有明显差别，如图 7.13 所示。

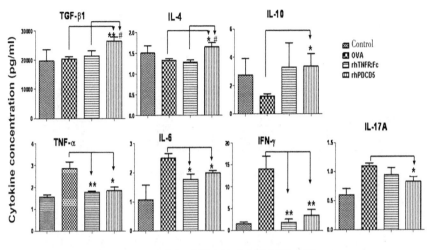

图 7.13　各组大鼠血清中细胞因子水平

7.6.2　各组大鼠关节腔滑液中细胞因子水平

CIA 动物实验第 28 天，取大鼠关节腔滑液，利用 ELISA 试剂盒进行细胞因子浓度检测。

与 OVA 组相比，rhPDCD5 组 CIA 大鼠关节腔滑液中，TGF-β1、IL-4 和 IL-10 升高，TNF-α、IL-6、IFN-γ 和 IL-17A 降低。与 OVA 组相比，rhTNFR:Fc 组 CIA 大鼠关节腔滑液中，TGF-β1 升高，TNF-α、IL-6、IFN-γ 和 IL-17A 降低。rhPDCD5 组和 rhTNFR:Fc 组 CIA 大鼠关节腔滑液中细胞因子水平没有明显差别，如图 7.14 所示。

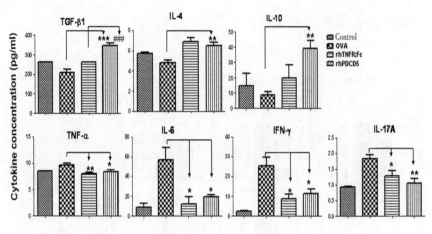

图 7.14　各组大鼠关节腔滑液中细胞因子水平

7.7　rhPDCD5 对 CIA 大鼠胶原特异性淋巴细胞增殖以及胶原特异性淋巴细胞分泌细胞因子的影响

7.7.1　rhPDCD5 抑制淋巴结胶原特异性淋巴细胞增殖

CIA 动物实验第 28 天，取大鼠腹股沟引流淋巴结制成单细胞悬液，用 $20\mu g/ml$ 的 Ⅱ 型胶原刺激培养 40 小时，加 $1\mu Ci$ ^{3}H-甲基胸腺嘧啶继续培养 8 小时，检测胶原特异性淋巴细胞增殖能力。

正常大鼠(Control)体内不存在针对 Ⅱ 型胶原的自身免疫性淋巴细胞，因此腹股沟淋巴结细胞在接受 Ⅱ 型胶原刺激 48 小时之后，并没有明显增殖现象。与正常大鼠相比较，OVA 组 CIA 大鼠腹股沟淋巴结细胞在接受 Ⅱ 型胶原刺激 48 小时之后，出现明显增殖。与 OVA 组 CIA 大鼠相比较，rhPDCD5 组和 rhTNFR:Fc 组 CIA 大鼠腹股沟淋巴结细胞在接受 Ⅱ 型胶原刺激 48 小时之后，增殖能力较弱，如图 7.15 所示。

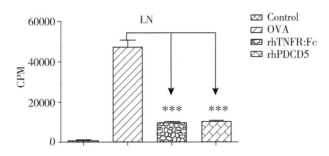

图 7.15 各组大鼠淋巴结细胞胶原特异性淋巴细胞增殖能力

7.7.2 rhPDCD5 抑制脾脏胶原特异性淋巴细胞增殖

CIA 动物实验第 28 天,取大鼠脾脏制成单细胞悬液,用 $20\mu g/ml$ 的 Ⅱ 型胶原刺激培养 40 小时,加 $1\mu Ci$ ^3H-甲基胸腺嘧啶继续培养 8 小时,检测胶原特异性淋巴细胞增殖能力。

正常大鼠(Control)体内不存在针对 Ⅱ 型胶原的自身免疫性淋巴细胞,因此脾脏细胞在接受 Ⅱ 型胶原刺激 48 小时之后,并没有明显增殖现象。与正常大鼠相比较,OVA 组 CIA 大鼠脾脏细胞在接受 Ⅱ 型胶原刺激 48 小时之后,出现明显增殖。与 OVA 组 CIA 大鼠相比较,rhPDCD5 组和 rhTNFR:Fc 组 CIA 大鼠脾脏细胞在接受 Ⅱ 型胶原刺激 48 小时之后,增殖能力较弱,如图 7.16 所示。

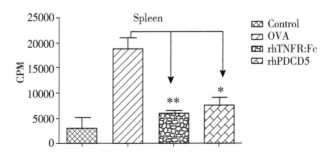

图 7.16 各组大鼠脾脏细胞胶原特异性淋巴细胞增殖能力

111

7.7.3　rhPDCD5 对淋巴结胶原特异性淋巴细胞分泌细胞因子的影响

CIA 动物实验第 28 天，取大鼠腹股沟引流淋巴结制成单细胞悬液，用 20μg/ml 的 Ⅱ 型胶原刺激 CIA 大鼠腹股沟引流淋巴结细胞 48 小时之后，收获细胞上清，用 ELISA 试剂盒分析细胞因子水平。

正常大鼠(Control)体内不存在针对 Ⅱ 型胶原的自身免疫性淋巴细胞，因此腹股沟引流淋巴细胞在接受 Ⅱ 型胶原刺激 48 小时之后，并没有明显的细胞因子分泌。与正常大鼠相比较，OVA 组 CIA 大鼠腹股沟引流淋巴细胞在接受 Ⅱ 型胶原刺激 48 小时之后，出现明显细胞因子分泌现象。与 OVA 组相比，rhPDCD5 组 CIA 大鼠腹股沟引流淋巴结细胞培养上清中，IL-4 和 IL-10 升高，IFN-γ 和 IL-17A 降低。与 OVA 组相比，rhTNFR:Fc 组 CIA 大鼠腹股沟引流淋巴结细胞培养上清中，IL-4 明显升高，IL-17A 和 IFN-γ 降低，如图 7.17 所示。

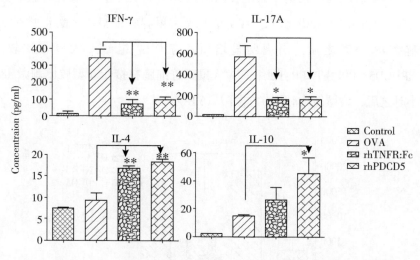

图 7.17　各组大鼠淋巴结细胞胶原特异性淋巴细胞分泌细胞因子水平

7.7.4 rhPDCD5对脾脏胶原特异性淋巴细胞分泌细胞因子的影响

CIA 动物实验第 28 天, 取大鼠脾脏制成单细胞悬液, 用 20μg/ml 的 Ⅱ 型胶原刺激 CIA 大鼠脾脏细胞 48 小时之后, 收获细胞上清, 用 ELISA 试剂盒分析细胞因子水平。

正常大鼠 (Control) 体内不存在针对 Ⅱ 型胶原的自身免疫性淋巴细胞, 因此脾脏细胞在接受 Ⅱ 型胶原刺激 48 小时之后, 并没有明显的促炎性细胞因子分泌, 但是有少量的保护性细胞因子 IL-4 和 IL-10 分泌。与正常大鼠相比较, OVA 组 CIA 大鼠脾脏淋巴细胞在接受 Ⅱ 型胶原刺激 48 小时之后, 出现明显的促炎性细胞因子 IFN-γ 和 IL-17A 分泌, 保护性细胞因子 IL-4 和 IL-10 分泌并没有明显增加。与 OVA 组相比, rhPDCD5 组 CIA 大鼠脾细胞培养上清中, IL-4 和 IL-10 升高, IFN-γ 和 IL-17A 降低。与 OVA 组相比, rhTNFR:Fc 组 CIA 大鼠脾细胞培养上清中, IL-4 和 IL-10 升高, IFN-γ 和 IL-17A 降低。rhPDCD5 组和 rhTNFR:Fc 组 CIA 大鼠脾脏细胞分泌的促炎性和保护性细胞因子水平没有明显差异, 如图 7.18 所示。

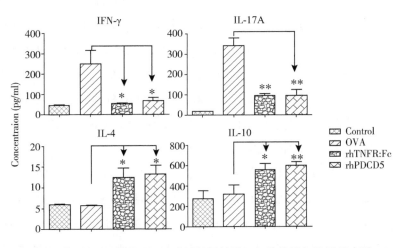

图 7.18 各组大鼠脾脏细胞胶原特异性淋巴细胞分泌细胞因子水平

7.8　rhPDCD5 体内对 CIA 大鼠活化的
淋巴细胞的作用

7.8.1　rhPDCD5 对胶原刺激活化的 CIA 大鼠 CD4+淋巴细胞促凋亡作用

CIA 动物实验第 28 天，获取对照(control)组的大鼠淋巴结细胞；阴性对照组——OVA 组；阳性对照组——rhTNFR:Fc 组；实验组——rhPDCD5 组，用 20μg/ml 的 Ⅱ 型胶原分别刺激培养 48 小时和 72 小时，收获淋巴细胞进行 CD4 和 AV 荧光抗体染色，用流式细胞技术检测胶原刺激活化的 CD4+淋巴细胞凋亡百分比。

分别取 Ⅱ 型胶原刺激活化 48 小时和 72 小时之后 4 组淋巴结细胞凋亡代表性图片。正常大鼠(Control)体内虽然不存在针对 Ⅱ 型胶原的自身免疫性淋巴细胞，但是由于机械性操作和离开小鼠体内过久，也存在一定凋亡现象。在 Ⅱ 型胶原刺激淋巴结细胞 48 小时之后，正常大鼠淋巴结 CD4+T 细胞凋亡比例为 6.71%，OVA 组 CIA 大鼠淋巴结 CD4+T 细胞凋亡比例为 5.84%，rhTNFR:Fc 组 CIA 大鼠淋巴结 CD4+T 细胞凋亡比例为 7.23%，rhPDCD5 组 CIA 大鼠淋巴结 CD4+T 细胞凋亡比例为 13.66%，如图 7.19(a)所示。在 Ⅱ 型胶原刺激淋巴结细胞 72 小时之后，正常大鼠淋巴结 CD4+T 细胞凋亡比例为 25.1%，OVA 组 CIA 大鼠淋巴结 CD4+T 细胞凋亡比例为 19.66%，rhTNFR:Fc 组 CIA 大鼠淋巴结 CD4+T 细胞凋亡比例为 28.98%，rhPDCD5 组 CIA 大鼠淋巴结 CD4+T 细胞凋亡比例为 31.46%，如图 7.19(a)所示。

由此可见，随着体外培养和刺激时间的延长，每一组大鼠的淋巴结细胞的凋亡比例会增加。Ⅱ 型胶原分别刺激活化 48 小时和 72 小时之后，对 4 组大鼠淋巴结 CD4+T 细胞凋亡比例进行统计学分析。Ⅱ 型胶原刺激 72 小时之后，各组大鼠淋巴结 CD4+T 细胞的凋亡比例显著高于 Ⅱ 型胶原刺激 48 小时的凋亡比例。Ⅱ 型胶原刺激活化 CD4+T 淋巴细胞

48 小时，rhPDCD5 组 CIA 大鼠淋巴结 CD4$^+$T 细胞的凋亡比例显著高于 OVA 组，rhTNFR:Fc 组 CIA 大鼠淋巴结 CD4$^+$T 细胞凋亡比例也比 OVA 组高(尽管没有统计学差异)，rhPDCD5 组和 rhTNFR:Fc 组 CIA 大鼠淋巴结 CD4$^+$T 细胞凋亡比例没有明显差别。Ⅱ型胶原刺激活化淋巴细胞 72 小时，rhPDCD5 组 CIA 大鼠淋巴结 CD4$^+$T 细胞的凋亡比例显著高于 OVA 组，rhTNFR:Fc 组 CIA 大鼠淋巴结 CD4$^+$T 细胞凋亡比例也比 OVA 组高(尽管没有统计学差异)，rhPDCD5 组和 rhTNFR:Fc 组 CIA 大鼠淋巴结 CD4$^+$T 细胞凋亡比例没有明显差别，如图 7.19(b)所示。

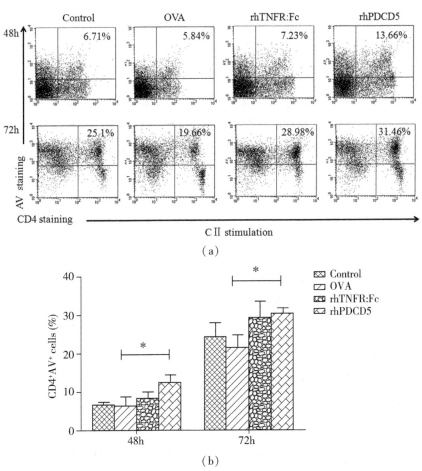

图 7.19   各组大鼠胶原刺激活化的淋巴结细胞凋亡百分比

7.8.2　rhPDCD5 对抗 CD3 和抗 CD28 刺激活化的 CIA 大鼠 CD4⁺淋巴细胞促凋亡作用

CIA 动物实验第 28 天，获取对照(Control)组、阴性对照组——OVA 组、阳性对照组——rhTNFR：Fc 组、实验组——rhPDCD5 组的大鼠淋巴结细胞，用 anti-CD3(1μg/ml)+anti-CD28(2μg/ml)抗体分别刺激培养 48 小时和 72 小时，收获淋巴细胞进行 CD4 和 AV 荧光抗体染色，用流式细胞技术检测 T 细胞受体(TCR)刺激活化的 CD4⁺淋巴细胞凋亡百分比。

机体免疫应答过程复杂且受严格调控，是由多种免疫细胞和免疫分子共同参与完成的。免疫应答的核心是 T 淋巴细胞的活化。研究表明，诱导 T 淋巴细胞活化、增殖及分化为效应细胞需要双信号刺激：第一信号来自抗原由 T 细胞受体(T cell receptor, TCR)转导并由粘附分子增强；第二信号即协同刺激信号由抗原提呈细胞(Antigen presenting cell, APC)表面的协同刺激分子和 T 细胞表面的相应受体相互作用后产生。

"协同刺激信号"是由 Brestcher 和 Cohn 在 T 细胞活化的双信号模型的基础上首先提出并证实的。第一信号由 TCR 转导并由粘附分子增强；第二信号即协同刺激信号由抗原提呈细胞表面的协同刺激分子和 T 细胞表面的相应受体相互作用后产生，可以增强 TCR 信号。如果只有 TCR 和抗原结合的第一信号，并不能诱导 T 细胞的免疫应答，缺乏协同刺激信号，T 细胞将进入无反应状态或者免疫耐受，甚至引起细胞程序性死亡，其原因可能是 MHC-抗原肽的少量激活和 TCR-CD3 的持续性内化限制了 TCR 信号，而协同刺激分子 B7/CD28 的参与则可以防止这种情况的发生。因此，细胞克隆扩增、分化和产生效应必须要有协同刺激信号的参与，第一信号决定了 T 细胞活化的特异性，而第二信号则决定了 T 细胞的前进方向。

T 细胞活化的第一信号：T 细胞表面重要分子 CD3 分子，由一条 γ、δ、ε、ζ 和 η 五种多肽链组成，CD3 分子与 T 细胞表面的 T 细胞受体(TCR)组成 TCR-CD3 复合体。抗人 CD3 单克隆抗体识别 TCR-CD3 复合体上 CD3 分子的 ε 链并相互作用，从而增强 T 淋巴细胞的活化与增殖。

T 细胞活化的第二信号：T 细胞表面的协同刺激分子 CD28 分子，是两条分子量为 44000 的肽链组成的同源二聚体，分子量为 90000，CD28 分子与抗原提呈细胞(APC)表面的配体(B7)以非共价键结合形成 B7-CD28 复合物。抗人 CD28 单克隆抗体与 B7-CD28 复合物上的 CD28 分子相互作用，从而增强 T 淋巴细胞的活化与增殖。

CD3 单抗协同 CD28 单抗刺激 T 淋巴细胞，可以使 T 淋巴细胞充分活化，如图 7.20 所示。

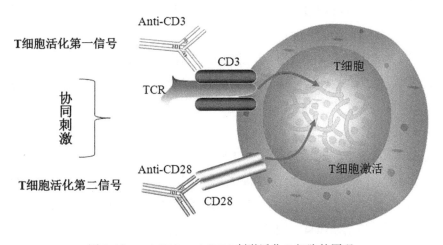

图 7.20　anti-CD3+anti-CD28 刺激活化 T 细胞的原理

分别取 anti-CD3+anti-CD28 刺激活化 48 小时和 72 小时之后 4 组淋巴结细胞凋亡代表性图片。正常大鼠(Control)体内虽然不存在针对 II 型胶原的自身免疫性淋巴细胞，但是由于机械性操作和离开小鼠体内过久，也存在一定凋亡现象。在 anti-CD3+anti-CD28 刺激活化淋巴细胞 48 小时之后，正常大鼠淋巴结中 $CD4^+$ T 细胞凋亡比例为 18.5%，OVA 组 CIA 大鼠淋巴结中 $CD4^+$ T 细胞凋亡比例为 13.46%，rhTNFR:Fc 组 CIA

大鼠淋巴结中 CD4$^+$T 细胞凋亡比例为 22.05%，rhPDCD5 组 CIA 大鼠淋巴结中 CD4$^+$T 细胞凋亡比例为 27.17%，如图 7.19(a) 所示。在 anti-CD3+anti-CD28 刺激淋巴结细胞 72 小时之后，正常大鼠淋巴结中 CD4$^+$T 细胞凋亡比例为 20.88%，OVA 组 CIA 大鼠淋巴结中 CD4$^+$T 细胞凋亡比例为 23.79%，rhTNFR:Fc 组 CIA 大鼠淋巴结中 CD4$^+$T 细胞凋亡比例为 26.25%，rhPDCD5 组 CIA 大鼠淋巴结中 CD4$^+$T 细胞凋亡比例为 37.03%，如图 7.21(a) 所示。

随着 anti-CD3+anti-CD28 刺激淋巴细胞时间增加和细胞体外培养时间延长，每一组大鼠的淋巴结细胞的凋亡比例会增加。和Ⅱ型胶原刺激淋巴细胞 48 小时相比，anti-CD3+anti-CD28 刺激淋巴细胞 48 小时之后，各组大鼠淋巴结 CD4$^+$T 淋巴细胞凋亡比例更高。Ⅱ型胶原刺激淋巴细胞 72 小时与 anti-CD3+anti-CD28 刺激淋巴细胞 72 小时，各组 CD4$^+$T 淋巴细胞凋亡比例相差不大。

anti-CD3+anti-CD28 分别刺激活化 48 小时和 72 小时之后，对 4 组大鼠淋巴结 CD4$^+$T 细胞凋亡比例进行统计学分析。anti-CD3+anti-CD28 刺激 72 小时之后，各组大鼠淋巴结 CD4$^+$T 细胞的凋亡比例高于 anti-CD3+anti-CD28 刺激 48 小时的凋亡比例。anti-CD3+anti-CD28 刺激活化 CD4$^+$T 淋巴细胞 48 小时，rhPDCD5 组 CIA 大鼠淋巴结 CD4$^+$T 细胞的凋亡比例显著高于 OVA 组，rhTNFR:Fc 组 CIA 大鼠淋巴结 CD4$^+$T 细胞凋亡比例也比 OVA 组高(且有统计学差异)，rhPDCD5 组和 rhTNFR:Fc 组 CIA 大鼠淋巴结 CD4$^+$T 细胞凋亡比例没有明显差别。anti-CD3+anti-CD28 刺激活化淋巴细胞 72 小时，rhPDCD5 组 CIA 大鼠淋巴结 CD4$^+$T 细胞的凋亡比例显著高于 OVA 组，rhTNFR:Fc 组 CIA 大鼠淋巴结 CD4$^+$T 细胞凋亡比例也比 OVA 组高(尽管没有统计学差异)，rhPDCD5 组和 rhTNFR:Fc 组 CIA 大鼠淋巴结 CD4$^+$T 细胞凋亡比例没有明显差别，如图 7.21(b) 所示。

7.8.3　各组大鼠胶原活化的淋巴细胞比例

CIA 动物实验第 28 天，获取对照(Control)组、阴性对照组——

OVA 组、阳性对照组——rhTNFR:Fc 组、实验组——rhPDCD5 组的大鼠淋巴结细胞，用 20μg/ml 的 II 型胶原分别刺激培养 48 小时，收获淋巴细胞，利用流式细胞仪分析淋巴细胞的 FSC(反映淋巴细胞大小)和 SSC(反映淋巴细胞颗粒度)来区分活化的细胞和死亡细胞或者细胞碎片。

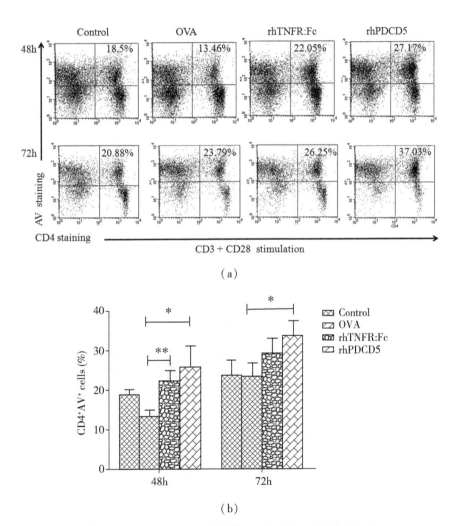

图 7.21　各组大鼠 TCR 刺激活化的淋巴结细胞凋亡百分比

取 4 组大鼠淋巴细胞 FSC 和 SSC 的代表性图片，Ⅱ型胶原分别刺激培养 48 小时之后，正常大鼠存活细胞的比例为 30.4%，OVA 组 CIA 大鼠淋巴细胞存活比例为 43.4%，rhTNFR:Fc 组 CIA 大鼠淋巴细胞存活比例为 36.11%，rhPDCD5 组 CIA 大鼠淋巴细胞存活比例为 27.35%，如图 7.22(a) 所示。

对 4 组大鼠淋巴细胞存活比例进行统计学分析，可以看到 rhPDCD5 处理过的 CIA 大鼠胶原特异性淋巴细胞的存活率比 OVA 组大鼠和 rhTNFR:Fc 组大鼠明显低，如图 7.22(b) 所示。

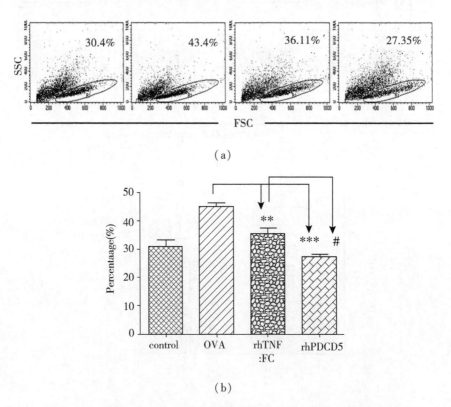

(a)

(b)

图 7.22 通过 FSC 和 SSC 对胶原刺激活化的细胞百分比进行分析

　　总结以上研究结果，rhPDCD5 抑制 CIA 大鼠关节肿胀和关节腔病理损伤，对 CIA 大鼠发挥保护作用。这种保护作用和 rhPDCD5 调节 CD4$^+$T 细胞亚群平衡，诱导自身免疫性淋巴细胞凋亡相关。

第8章 材料与方法

8.1 质粒，siRNA，菌株

pCCL-HA-FOXP3 由北京大学医学部张毓教授赠送，pCAGGS-PDCD5 由本实验室赵远波构建，pCMV5-TIP60 由 Dr. Amati Bruno 赠送[197]。siTIP60，siPDCD5（GTGAGAAGGTATCAGAACA）和对照 siRNA 均由上海吉凯公司合成，siTIP60 的有效性已有文献报道[198]。大肠杆菌 Top10 和 BL21（DE3）购自北京博迈德科技发展有限公司。

8.2 试　　剂

抗小鼠的系列抗体：抗 CD 3ε、抗 CD 28、β-actin、FITC 标记的抗 CD4、APC 标记的抗 CD-25、GolgiStop、鼠源 Th1/Th2/Th17 phenotyping kit 购自 BD 公司；FOXP3 单克隆抗体、FOXP3 Fix/Perm Buffer Set 购自 Biolegend；PE 标记的抗 FOXP3、mouse Th1/Th2/Th17 Kit FlowCytomix 购自 eBioscience。抗乙酰化、泛素化抗体购自 Cell Signaling Technology。Dual-Luciferase® Reporter（DLR™）Assay System 购自 Promega。抗 HA、抗 GST、FITC 标记的抗兔 IgG 购自 Sungene Biotech。MOG35-55 多肽（MEVGWYRSPFSRVVHLYRNGK）由 Chinese Peptide Company 合成。heat killed mycobacterium tuberculosis 购自 CFA, Difco Laboratories。抗

PDCD5 单克隆抗体(克隆号 3A3)、FITC 标记的抗 PDCD5 抗体由本实验室制备[22,178]。DyLight 800/DyLight 680DyLight 标记的抗鼠或抗兔的 IgG 购自 Rockland Immunochemicals。重组鼠 IL-2 和人 TGF-β 购自 R&D Systems。DMEM 培养基(Dulbecco's modified Eagle's medium)购自美国 Life Technologies 公司。Opti-MEMI 及转染试剂 LipofectamineTM 2000 为 Invitrogen 公司产品。胎牛血清购自美国 Hyclone 公司。BCA Protein Assay 蛋白定量试剂盒购自 Pierce 公司。核复合物提取试剂盒购自 Active Motif 公司。硝酸纤维素膜(NC 膜)购自 Amersham-Pharmacia biotech 公司,蛋白酶抑制剂 Cocktail 购自 Roche 公司。FITC 标记的 Annexin-V 为北京宝赛生物技术有限公司产品。Superscript IITM cDNA 第一链合成试剂盒、TRIzol、DEPC 购自 Invitrogen 公司。Ⅱ型胶原、不完全弗氏佐剂、番红 O、Pertussis Toxin(PT)、PMA 和 ionomycin 购自 Sigma 公司。重组人 PDCD5 蛋白(rhPDCD 蛋白)由北京宝赛生物技术有限公司(Beijing Biosea Biotechnology)提供,内毒素测定结果小于 0.15Eu/mg,蛋白纯度大于 95%。

大鼠系列抗体:抗-IFN-γ、抗 IL-4、抗 IL-17 购自 BD 公司;Foxp3 染色试剂盒(抗 CD-4,抗 CD25,抗 FOXP3)、TGF-β1 和 IL-17A 的 ELISA kit 购自 eBioscience;IL-4、IL-10、TNF-α、IL-6 和 IFN-γ 的 ELISA kit 购自达科为公司。注射用重组人Ⅱ型肿瘤坏死因子受体-抗体融合蛋白(益赛普,rhTNFR:Fc)购自上海中信国健药业股份有限公司,国药准字 S20050059。

8.3 主要实验仪器

ABI 9700 型、2700 型和 2400 型 PCR 扩增仪,美国 ABI 公司;

Polystat 恒温水浴箱,美国 Cole Parmer 公司;

恒温制冷水浴箱,北京博医康技术公司;

FACSCalibur 流式分析仪,美国 BD 公司;

垂直蛋白电泳装置，美国 Bio-Rad 公司；

蛋白质湿式电转移装置，美国 Bio-Rad 公司；

Odyssey® Infrared Imager，美国 LI-COR Bioscience 公司；

FV1000 激光共聚焦荧光显微镜，日本 Olympus 公司；

倒置荧光显微镜，日本 Olympus 公司；

Beckman GS-15R 离心机，美国 Beckman 公司；

Beckman UV-640 分光光度计，美国 Beckman 公司；

GENE Snap 凝胶成像系统，日本 Olympus 公司；

恒温摇床 Gyrotory Water Bath ShakerG76，美国 NBS 公司；

Heto Cell House CO_2 细胞培养箱，丹麦 Heto 公司；

血细胞计数仪，日本 Nihon Kohden 公司；

Veritas™ Microplate Luminometer，美国 Turner Biosystems 公司。

8.4　细胞培养，转染和荧光素酶 (luciferase) 活性检测

293T 细胞使用 LipofectamineTM 2000 脂质体转染，具体方法参见说明书。本节简述如下：首先，将转染试剂 LipofectamineTM 2000 与待转染的质粒或 siRNA 分别加入 Opti-MEMI 中，并混匀，室温孵育 5 分钟。然后，将上述含 LipofectamineTM 2000 与待转染的质粒或 siRNA 的 Opti-MEMI 混匀，室温孵育 20 分钟，使质粒或 siRNA 与 LipofectamineTM 2000 充分结合。最后，将上述复合物均匀加入细胞培养基中。4~6 小时后，更换新鲜培养基一次。转染试剂 LipofectamineTM 2000 与待转染的质粒或 siRNA 之间的比例参考 Invitrogen 公司提供的说明。

293T 细胞共转 0.5μg interleukin-2 （IL-2） promoter luciferase reporter，1μg pCAGGS-PDCD5，1μg NFAT，0.1μg RLTK Renilla。转染 24 小时之后，预冷的 1×PBS 洗 3 遍，passive lysis buffer 裂解 15 分钟，离心取上清检测荧光素酶活性。具体方法参见 Dual Luciferase Reporter

Assay System（Promega）提供的说明。

8.5 细胞总蛋白提取和免疫印迹

本章实验操作均在冰上或4℃进行，所有液体预先致冷。处理的细胞用PBS洗涤细胞2次，并转入EP管，3000rpm离心5分钟，弃尽上清；将细胞沉淀重悬于细胞裂解液（300 mM NaCl, 50 mM Tris pH 8.0, 0.4% NP-40, 10 mM MgCl$_2$, 2.5 mM CaCl$_2$, 加入蛋白酶抑制剂 Cocktail 或者 20mM Tris pH 7.5, 150 mM NaCl, 1 mM EDTA, 1 mM EGTA, 1% Triton X-100, 2.5 mM sodium pyrophosphate, 1 mM β-glycerolphosphate, 1 mM Na$_3$VO$_4$, 加入蛋白酶抑制剂 Cocktail），冰浴30分钟；16000g离心10分钟，收集上清，即为细胞总蛋白。

用BCA蛋白分析试剂盒（Pierce, USA）测定上清的蛋白浓度，测定前，先用已知浓度的牛血清白蛋白作标准曲线。取25~30μg总蛋白，先经SDS-PAGE分离，再电转移至硝酸纤维素膜（HybondTM, ECLTM, Amersham Pharmacia, UK）上，电转移条件：100V, 90min。用含0.05% Tween-20, 5%脱脂奶粉的Tris缓冲液（TBS-T, 5% non-fat milk）将膜室温封闭2小时后，加入相应的第一抗体，4℃孵育过夜。用TBS-T洗膜3次，每次10分钟。然后，将膜用相应的Alexa Fluor 780-标记的IgG第二抗体室温避光孵育1小时。TBS-T洗膜3次，每次10分钟。固定于膜上的可被红外线激发的荧光团在780nm激发光的作用下，其波长为820nm的发射光可被LI-COR红外成像系统（LI-COR Infrared Imaging System, Odyssey, Lincoln, NE）的信号检测器检测到，所得信号可经Odyssey公司提供的软件进行定量及分析。

8.6 质 粒 提 取

本章实验中所用质粒均使用 Qiagen Maxi 纯化柱制备，过程简述如下：小提纯化的质粒转化大肠杆菌 XL1 blue 后涂至相应抗性的细菌培养皿上，14~16 小时后，挑单细菌菌落于 1ml 抗性培养基中，37℃摇床（300 转/分钟）培养 8 小时，扩大培养体系至 100ml，继续培养 14~16 小时；6000g 离心 10 分钟收获细菌，加入 10ml P1（含 0.5mg/ml，RNase），充分重悬后加入 10ml P2，轻柔翻转 3~4 次，液体澄清后，加入 10ml 4℃预冷的 P3，轻柔翻转 3~4 次，冰浴 10 分钟后，20000g 离心 15 分钟；用 15ml QBT 预先平衡 Qiagen 纯化柱，将离心上清经滤纸过滤后上柱，用 30ml QC 洗涤纯化柱，重复 1 次；加入 10ml QF 洗脱质粒，重复 1 次，在洗脱液中加入 12ml 异丙醇，翻转充分混匀后，4℃离心 30 分钟；弃上清，加入 70%乙醇洗涤，离心 15 分钟；弃上清，空气干燥 10 分钟后，加入 400μl 的超纯水，待沉淀完全溶解后，移入 EP 管；紫外分光光度计定量，琼脂糖凝胶电泳检测质量，高速离心除菌并分装备用。

8.7　RT-PCR 和 PCR 分析

收获淋巴细胞，加入 TRIzolTM 试剂，反复吹打破碎细胞，转移到 1.5ml 无 RNA 酶的离心管中，室温静置 5 分钟后，加入 0.2ml 氯仿，猛烈振荡 15 秒后，于 4℃ 12000g 离心 15 分钟，收集上层水相，加入 500μl 异丙醇沉淀，70%乙醇洗一遍，室温干燥后，总 RNA 复悬于 DEPC 处理的 H_2O 中，分光光度计定量后用于逆转录。

利用 Invitrogen 公司 ThermoSCRIPTTM RT-PCR System 试剂盒提供的 ThermoSCRIPTTM 逆转录酶和 oligo dT 引物进行逆转录合成单链 cDNA。4μg 总 RNA，oligo dT 引物（50ng/μl）1μl，dNTP Mix（10mM）2μl，加 DEPC 处理过的 H_2O 补足 6μl 反应体积，混匀，65℃保温 5 分钟，快速冰浴冷却大于 1 分钟，短暂离心后，加入 4μl 5×cDNA Synthesis Buffer，1μl DTT（10mM），1μl RNaseOUTTM（40U/μl），1μl H_2O，1μl ThermoSCRIPTTM 逆转录酶，轻轻混匀后，42℃保温 2 分钟，25℃保温

10 分钟，50℃保温 50 分钟，85℃保温 5 分钟，加入 E.coli 0.5μl RnaseH（2U/μl），37℃保温 20 分钟，99℃保温 5 分钟，终止第一链 cDNA 合成反应。合成后 cDNA 第一链冷冻于 -80℃保存或直接进行 PCR 反应。

FOXP3 上游引物 5'-ATCCAGCCTGCCTCTGACAAGAACC-3'，下游引物 5'-GGGTTGTCCAGTGGACGCACTTGGAGC-3'；GAPDH 上游引物 5'-CCTTCTACAATGAGCTGCGTGTGGC-3'，下游引物 5'-CATGAGGTAGT CTGTCAGGTCC-3'。扩增条件为 94℃（2min）→94℃（30s），56℃（20s），72℃（50s），扩增 30 个循环→72℃（2min）。

8.8 免疫共沉淀分析

293T 细胞共转染 PDCD5 和 HA-FOXP3，转染 48 小时后，用 PBS 洗涤细胞 3 次，刮下培养细胞，离心 3000rpm，5 分钟。细胞团块在 4℃条件下于细胞裂解液（300mM NaCl，50mM Tris pH 8.0，0.4% NP-40，10mM MgCl$_2$，2.5mM CaCl$_2$，加入蛋白酶抑制剂 Cocktail）中裂解，并用针头反复吹打，获取总蛋白。经定量后，1mg 上清液稀释到 1ml，经过预清除后，与 1μg 抗 HA 抗体混合并孵育过夜（4℃）。然后，再与 25μl protein G 4℃孵育 2 小时。用洗涤液（50mM Tris，pH 8.0，150mM NaCl，0.4% NP-40，5mM MgCl$_2$）洗涤 5 次。最后，将样品用 30μl 的 2× SDS 上样缓冲液洗脱，用抗 FOXP3 抗体和抗 PDCD5 抗体做免疫印迹，以检测 FOXP3 或者 PDCD5 蛋白的存在。

8.9 GST-pull down 分析

293T 细胞转染 HA-FOXP3，转染 24 小时后，用 PBS 洗涤细胞 3 次，刮下培养细胞，离心 3000rpm，5 分钟。细胞团块在 4℃条件下于细胞裂解液（300mM NaCl，50mM Tris pH 8.0，0.4% NP-40，10mM

$MgCl_2$，2.5mM $CaCl_2$，加入蛋白酶抑制剂 Cocktail）中裂解，并用针头反复吹打，获取总蛋白。经定量后，1mg 上清液稀释到 1ml，经过预清除后与 2μg 的 GST 或 GST-PDCD5 以及 50μl Glutathione-Sepharose4B 混合 4℃孵育 2 小时。用洗涤液（50mM Tris，pH 8.0，150mM NaCl，0.4% NP-40，5mM $MgCl_2$）洗涤 5 次。然后，将样品用 50μl 的 2×SDS 上样缓冲液洗脱，用抗 HA 抗体做免疫印迹，分析 FOXP3 蛋白的存在。

8.10　免疫荧光分析

293T 细胞铺入 24 孔板长至 80%~90%密度，使用 LipofectamineTM 2000 脂质体转染 pCMV5-TIP60 和 pCCL-HA-FOXP3 质粒 24 小时后，细胞用 4%多聚甲醛固定，4 ℃，30 分钟，然后用 0.2%的 Triton X-100 渗透化处理，室温 30 分钟，3% BSA 室温封闭 30 分钟，再加入 FITC 标记的 PDCD5 抗体和羊抗人 TIP60，兔抗人 FOXP3 抗体 4℃孵育 1 小时，PBS 冲洗 3 次后，再加入 Rhodamine/brilliant violent 421 标记的二抗室温染色 45 分钟。Hoechst 染核。激光共聚焦显微镜观察。

8.11　实　验　动　物

雌性 C57/BL6 小鼠，8~10 周，体重 18~20g。Wistar 大鼠，雌性，8~10 周，体重为 120~160g，由北京大学医学部实验动物中心提供。

PDCD5 转基因小鼠（PDCD5tg）由中国医学科学院动物研究所制备。

上述动物饲养于北京大学医学院实验动物部，SPF 级饲养，所用垫木、饮水、饲料及其与动物接触的物品均经高压灭菌处理。本章所有实验经北京大学医学伦理委员会实验动物福利伦理分会审查通过。

8.12　PDCD5tg 小鼠的传代和鉴定

获得 F0 代 PDCD5tg 鼠，和 C57BL/6 小鼠交配，产生 F1 代小鼠，用 F1 代小鼠做 PCR 鉴定（鉴定方法步骤和 PCR 引物及条件详见下文），在每个 F0 代的后代（F1）中取 1~2 只 PCR 鉴定阳性的小鼠的组织做 Western blot 分析，比较 PDCD5 的表达水平，保留表达水平最高的 1 个或者 2 个 F0 小鼠，作为种鼠，继续繁殖，并用于以后研究。筛选出 PDCD5 表达高的 F0 代种鼠和 C57BL/6 小鼠交配，产生 F1 代小鼠，PCR 鉴定出阳性小鼠（F1 代），同窝出生的阳性 F1 代小鼠之间进行杂交，产生 F2 代小鼠，将 F2 代阳性小鼠和 C57BL/6 小鼠交配，如果后代小鼠鉴定全为阳性，则认为该 F2 代小鼠是纯合子，将筛选出来的纯合子 F2 代小鼠进行交配，产生 F3 代小鼠，即是本章接下来用作实验研究的 PDCD5tg 小鼠。F2 代阴性小鼠之间进行交配，获得的阴性小鼠后代即是本章接下来用作实验研究的 WT 小鼠。前文提到的同窝出生的 PDCD5tg 鼠和 WT 鼠，用杂合子小鼠和 WT 鼠或者杂合子鼠之间进行交配，对后代小鼠进行鉴定，取鉴定阳性小鼠（PDCD5tg 鼠）和阴性小鼠（WT 鼠）进行研究。在饲养过程中，同窝出生的 PDCD5tg 鼠和 WT 鼠体重和体型没有太大差别。

快速基因型 PCR 鉴定步骤为：

（1）剪尾巴或者脚趾头（约 2mm），放进 Ep 管中，用剪刀适当剪碎；

（2）加入 75μl 25mM NaOH/0.2mM EDTA；

（3）放到金属浴上（温度 98℃ 左右）1 小时，然后取出降温至 15℃；

（4）加入 75μl 40mM Tris HCl（pH5.5）中和；

（5）4000rpm 离心 3~5 分钟；

（6）取适量上清进行 PCR（通常 2μl 足够），也可以将上清稀释后再做 PCR。

PCR 鉴定引物：PDCD5 上游引物为：CGGAATTCACCATGGCGGAC
GAGGAGC；DCD5 下游引物为：AATTCAATAATCGTCATCTTCATC，扩
增条件为 94℃（5min）→94℃（30s），58℃（30s），72℃（30s），扩增 30
个循环→72℃（7min）。

8.13　自身免疫病模型 EAE 的诱导和临床评分

将 300μg MOG35-55 溶解于 100μl PBS buffer，与 100μl 完全弗氏佐
剂（不完全弗氏佐剂中加入 10mg/ml 的 heat killed mycobacterium
tuberculosis）混合，将二者充分混合乳化，第 0 天在 PDCD5tg 组和野生
WT 小鼠组肋间皮下两点免疫；同时，于第 0 天和第 2 天尾静脉注射
200μl 的 PT（pertussis toxin，1ng/μl，溶解于 PBS）。每天观察发病情
况，并记录临床评分：0 分——没有症状；1 分——尾巴瘫痪；2
分——后肢部分瘫痪或者前肢瘫痪；3 分——后肢或者前肢严重瘫痪；
4 分——整体瘫痪；5 分——死亡。

8.14　流式细胞计分析

8.14.1　Treg 检测

取 EAE 小鼠引流腹股沟淋巴结，制成单个细胞悬液，用 FITC 标记
的抗 CD4 和 APC 标记的抗 CD25 于冰上染色 20 分钟，然后固定以及渗
透化，具体方法参见 Biolegend 公司 FOXP3 Fix/Perm Buffer Set 的说明，
用 PE 标记的抗 FOXP3 室温染色 30 分钟。PBS 洗 3 遍，用流式细胞仪
检测。

8.14.2　Th1/Th2/Th17 检测

取 EAE 小鼠引流腹股沟淋巴结，制成单个细胞悬液，用 PMA 和

ionomycin 刺激 4 小时，同时在培养液中加入 GolgiStop（brefeldin A，蛋白转运抑制剂）。4 小时之后，收获细胞，进行直接免疫荧光染色，具体染色方法参见 BD 公司的 Mouse Th1/Th2/Th17 Phenotyping kit 说明。PBS 洗 3 遍，用流式细胞仪检测。

8.14.3 细胞凋亡检测

取 EAE 小鼠引流腹股沟淋巴结，获取淋巴细胞悬液，用 $20\mu g/ml$ 的 MOG35-55 体外刺激 48 小时，然后收获细胞，加入 $100\mu L$ Annexin V Binding Buffer 入 $5\mu l$ Annexin v-FITC，轻轻混匀，随后加入 anti-CD4 染色，4℃孵育 30 分钟，立即用上流式细胞仪检测 $CD4^+AnnexinV^+$ 阳性细胞数目。

8.15 细胞分选以及体外 iTreg 的诱导

取 EAE 小鼠引流腹股沟淋巴结，制成单个细胞悬液，用 4 种颜色标记的荧光抗体进行染色（抗 CD4，抗 CD25，抗 CD44，抗 CD62L），4℃孵育 30 分钟，用流式细胞仪分选出 $CD4^+CD25^-CD44^{low}CD62L^{high}$ 这群细胞，为初始 T 细胞（naive T cell）。将初始 T 细胞以 2×10^5 的密度接种于 96 孔板（该 96 孔板用 $1\mu g/ml$ 的抗 CD3 于 4℃预包被过夜，使用前，用 PBS 洗 3 遍），培养基为含 10%胎牛血清的 RPMI 1640，同时添加 $2\mu g/ml$ 的抗 CD28、$4ng/ml$ 的 IL-2 和不同浓度的 TGF-β（0，0.025，0.1，0.25，1，$2.5\mu g/ml$）共同刺激培养 72 小时。收获细胞，进行固定以及渗透化，具体方法参见 Biolegend 公司 FOXP3 Fix/Perm Buffer Set 的说明，用 PE 标记的抗 FOXP3 室温染色 30 分钟。PBS 洗 3 遍，用流式细胞仪检测 $FOXP3^+$ 细胞数目以及 FOXP3 蛋白荧光密度。

8.16 体外 iTreg 的抑制功能分析

取野生小鼠脾脏，制成单个细胞悬液，用流式细胞仪分选出 TCR-β

阴性细胞，用 25Gy 射线照射之后，作为 APC(antigen presenting cells)。

取 EAE 小鼠引流腹股沟淋巴结，制成单个细胞悬液，用 4 种颜色标记的荧光抗体进行染色(抗 CD4，抗 CD25，抗 CD44，抗 CD62L)，4℃孵育 30 分钟，用流式细胞仪分选出 CD4$^+$CD25$^-$CD44^{low}CD62L^{high} 细胞，作为效应 T 细胞(Teff)。

将 2μg/ml 的抗 CD3 抗体、5×10^4 的 APC 和按照上节所述的方法诱导 iTreg (5×10^4)与不同细胞浓度的 Teff(iTreg/Teff 比例：0∶1、1∶8、1∶4、1∶2、1∶1)共同培养 40 小时之后，加入 1μCi^{3}H-甲基胸腺嘧啶([^{3}H]-TdR)继续培养 8 小时后，将细胞摄取的同位素转移到玻璃纤维素膜。膜烘干后，加入闪烁液，liquid scintillation spectrometry 计数仪上读取 C.P.M 值，检测 ^{3}H 的掺入量，计算抑制率。

8.17　抗原特异性淋巴细胞增殖分析

取 EAE 小鼠引流腹股沟淋巴结，制成单个细胞悬液，接种在 96 孔板(1×106/孔，200μl 培养基)，用 20μg/ml 的 MOG35-55 刺激 40 小时，然后加入 1μ Ci [^{3}H] TDR，继续培养 8 小时，将细胞摄取的同位素转移到玻璃纤维素膜。膜烘干后，加入闪烁液，在 liquid scintillation spectrometry 计数仪上读取 C.P.M 值，检测 ^{3}H 的掺入量。

8.18　细胞因子分析

取 EAE 小鼠淋巴结，制成单个细胞悬液，接种在 96 孔板(1×106/孔，200μl 培养基)，用 20μg/ml 的 MOG$_{35-55}$ 刺激 48 小时，收获细胞离心，留取上清。细胞培养上清采用免疫荧光微球结合流式细胞计检测细胞因子，具体实验步骤按照 eBioscience 公司的 mouse Th1/Th2/Th17 Kit FlowCytomix 说明书进行。

EAE 小鼠发病 26 天后处死，眼球取血，血清中细胞因子的检测方法同细胞培养上清。

8.19　组织学分析

EAE 发病第 26 天,麻醉小鼠之后,打开其胸腔,行 PBS 心脏灌注,接着用4%多聚甲醛灌注内固定,取腰段脊髓固定于4%的多聚甲醛。接下来,将固定好的标本进行脱水,透明,浸蜡,包埋,切片,展片,捞片,烘片。然后进行 H&E 和勒克索尔固蓝(Luxol Fast Blue)染色,封片,进行光学显微镜观察。

8.20　人重组蛋白 PDCD5(rhPDCD5)对实验性自身免疫性脑脊髓炎(EAE)的作用

雌性 C57BL/6 小鼠的 EAE 诱导以及临床评分方法同 PDCD5 转基因小鼠。

实验进行随机分组:OVA 组隔天腹腔注射 10mg/kg 的 OVA 蛋白(溶解在 200μl PBS 中);rhPDCD5 组隔天腹腔注射 10mg/kg 的 rhPDCD5 蛋白(溶解在 200μl PBS 中)。rhPDCD5 预防性注射组从第 0 天开始隔天腹腔注射 10mg/kg 的 rhPDCD5 蛋白(溶解在 200μl PBS 中)。rhPDCD5 治疗性注射组从第 0 天开始隔天腹腔注射 200μl PBS,之后换成隔天腹腔注射 10mg/kg 的 rhPDCD5 蛋白(溶解在 200μl PBS 中)。第 25 天处理小鼠进行相关实验。

EAE 小鼠的脊髓组织染色、流失细胞实验、RT-PCR 和 western blotting 实验方法同 PDCD5 转基因鼠。

血清中细胞因子的检测使用 ELISA 方法,具体操作按照说明书进行。

细胞过继转移实验:EAE 小鼠建模第 12 天,获取淋巴细胞,体外用含 10%的胎牛血清的 1640 培养基培养(5×10⁶/ml),分别用 MOG35-

55+rhPDCD5(0.20μg/ml)刺激培养48小时，然后用流式分选CD4$^+$T淋巴细胞。取正常C57/BL6小鼠，用射线照射，破坏免疫系统，然后尾静脉过继转移3×106/ml CD4$^+$T细胞(200μl)，并在第0天和第2天尾静脉注射200ng的百日咳毒素。观察EAE临床症状。

8.21 人重组蛋白PDCD5(rhPDCD5)对胶原诱导性类风湿性关节炎(CIA)的作用

8.21.1 CIA的诱导和临床评分

将Ⅱ型胶原(CII)溶解于0.05mol/l的乙酸溶液中，使Ⅱ型胶原的终浓度为2mg/ml，4℃搅拌过夜。将胶原醋酸溶液与不完全弗式佐剂(IFA)于冰上，以1:1比例充分均质混合、乳化，于大鼠尾根部皮下注射(0.2ml/只)，7天避开首次注射部位强化免疫一次。

免疫的大鼠随机分为四组：(1)对照组(Control)，不做任何处理；(2)OVA组，隔天腹腔注射14mg/kg的OVA蛋白；(3)rhTNFR:Fc组，每周2次腹腔注射3.5mg/kg的rhTNFR:Fc蛋白；(4)rhPDCD5组，隔天腹腔注射14mg/kg的rhPDCD5蛋白。末次给药后，大鼠用10%水合氯醛麻醉后，取材备用。

CIA大鼠关节炎临床评分：1分——轻度肿胀和红斑；2分——显著肿胀；3分——关节僵直。每个关节分别进行评分，每只大鼠最高评分为12分；每只大鼠关节炎症状评分≥2，则为发病。

8.21.2 足跖肿胀度测量

采用容积法测定大鼠足跖容积。测量前，于每只大鼠踝关节上0.5cm作一标记线，测定以标记线为标准，当前容积为测量3次结果的平均值。造模当天测定双侧后足爪容积，以后每周对大鼠双侧足爪容积进行测量，记录容积值。肿胀程度用当前容积减去造模前容积的差值表示。

8.21.3 关节腔滑液和血清收集

用 10%水合氯醛麻醉大鼠，暴露其关节囊，用 1ml 注射器以 50μl 生理盐水反复抽洗关节腔，将冲洗液收集冻存备用。收集 2ml 大鼠外周血室温放置 2 小时，4℃ 过夜后，3000rpm 离心 10 分钟，吸取上清液。

8.21.4 单细胞悬液的制备

外周血单个核细胞（PBMC）分离：在离心管中加入 2ml 淋巴细胞分离液，取肝素抗凝无菌外周血 2ml 与等量含 10%FBS 的 RPMI1640 培养基充分混匀，用滴管沿管壁缓慢叠加于分层液面上，保持界面清楚，2000rpm 水平离心 20 分钟；离心后，管内分为 3 层，上层为血浆和培养基，下层主要为红细胞和粒细胞，中层为淋巴细胞分离液，在上、中层界面处有一层以单核细胞为主的白色云雾状狭窄带，将移液枪头插到云雾层，吸取单核细胞，加入 10ml 含 10%FBS 的 RPMI1640 培养基，1200rpm 离心 5 分钟，弃上清，加 10ml 含 10% FBS 的 RPMI 1640 培养基，重悬计数。

脾脏单细胞悬液的制备：无菌摘取 CIA 大鼠脾脏，置于预冷的含 10% FBS 的 RPMI1640 培养基中，在 300 目滤网中用 5ml 注射器内芯轻柔研磨，收集细胞悬液，1200rpm 离心 5 分钟；加入 3ml 红细胞裂解液 ACK（0.15M NH_4Cl、10mm $KHCO_3$、0.1mm EDTA，pH7.4）后，将其吹匀，室温放置 5 分钟，加入 6ml 含 10% FBS 的 RPMI 1640 培养基，1200rpm 离心 5 分钟，弃上清；加入 10ml 含 10%FBS 的 RPMI1640 培养基中，进行细胞计数。

淋巴结细胞（LNC）悬液的制备：无菌摘取 CIA 大鼠腹股沟引流淋巴结，将淋巴结置于预冷的含 10% FBS 的 RPMI 1640 培养基中，在 300 目的滤网中用 5ml 注射器内芯轻柔研磨，收集细胞悬液，1200rpm 离心 5 分钟，弃上清，加入 10ml 含 10% FBS 的 RPMI 1640 培养基，进行细胞计数。

8.21.5　踝关节病理切片、染色和病理评分

将踝关节除去表面软组织，置于用 10% 中性福尔马林配制的 EDTA 脱钙液中脱钙，间断更换脱钙液，用细针穿刺判断脱钙终点。随后，进行脱水、透明、浸蜡、包埋、切片（5μm）、展片、捞片、烘片，然后进行常规的 H&E 染色和观察。

泛红 O 染色：切片脱蜡，浸入 Weigert 铁离子苏木精溶液 3 分钟，蒸馏水冲洗，于 0.001% 固绿溶液中染色 3 分钟，在 1% 乙酸溶液中快速冲洗数秒，然后于 0.1% 番红 O 溶液中染色 3 分钟，95% 乙醇中冲洗，最后脱水、干燥、透明和封片，用光学显微镜观察。

关节病理评分：组织病理学由两位未参与本实验的观察者独立评估，包括五方面：关节炎症、软骨细胞凋亡、软骨表面损伤、骨质侵蚀和软骨基质中蛋白聚糖的丢失，评分范围为 0~3 分（0 分为正常，3 分为严重）。

8.21.6　CIA 大鼠 T 细胞亚群的分析

$CD4^+CD25^+FOXP3^+$ 调节性 T 细胞：将 CIA 大鼠的淋巴结细胞、脾细胞和 PBMC 用 FITC 标记的抗 CD4 和 APC 标记的抗 CD25 于冰上染色 20 分钟，然后固定通透，具体方法参见 Biolegend 公司 FOXP3 Fix/Perm Buffer Set 的说明，用 PE 标记的抗 FOXP3 室温染色 30 分钟。PBS 洗 3 遍，PBS 重悬，用流式细胞仪检测。

Th1/Th2/Th17 细胞：取 CIA 大鼠引流腹股沟淋巴结，制成单个细胞悬液，用 PMA 和 ionomycin 刺激 4 小时，同时在培养液中加入 GolgiStop（蛋白转运抑制剂）。4 小时之后，收获细胞，进行直接免疫荧光染色，具体染色方法参见 BD 公司的 Mouse Th1/Th2/Th17 Phenotyping kit 说明。PBS 洗 3 遍，PBS 重悬，用流式细胞仪检测。

8.21.7　Ⅱ型胶原特异性淋巴细胞体外增殖实验

将 CIA 大鼠脾细胞和淋巴结细胞重悬于含 10% FBS 的 RPMI 1640 培养基中，96 孔板每孔加 4×10^5 个细胞，200μl 培养基，每个标本 3 个复孔，细胞培养液中加入(或不加) 20μg/ml 的 Ⅱ 型胶原，在含有 5% CO_2 的 37℃ 培养箱中培养 40 小时后，每孔加入 1μCi 3H-甲基胸腺嘧啶 ([^{3}H]-TdR)，培养时间达到 48 小时后，将细胞摄取的同位素转移到玻璃纤维素膜，膜烘干后，加入闪烁液，在计数仪上读取 CPM 值，检测 [^{3}H]-TdR 的掺入量。

8.21.8　细胞膜磷脂酰丝氨酸外翻分析

取 CIA 大鼠腹股沟淋巴结，制成单个细胞悬液，用 20μg/ml 的 Ⅱ 型胶原体外刺激 48 小时，然后收获细胞，AnnexinV-FITC 染色之后进行 anti-CD4 染色。PBS 洗 3 遍，PBS 重悬，用流式细胞仪检测。

8.21.9　CIA 大鼠脾细胞和淋巴结细胞体外培养上清制备

将各组大鼠脾细胞或淋巴结细胞重悬于含 10% FBS 的 RPMI 1640 培养基中，96 孔板每孔加 4×10^5 个细胞，200μl 培养基，每个标本 3 个复孔，培养基中加(或不加) 20μg/ml 的 Ⅱ 型胶原，在含有 5% CO_2 的 37℃ 培养箱中培养 48 小时，收集细胞上清。

8.21.10　ELISA 检测体外培养上清、血清以及关节滑液中细胞因子水平

将各组 CIA 大鼠脾细胞、淋巴结细胞重悬于含 10% FBS 的 RPMI 1640 培养基中，96 孔板每孔加 4×10^5 个细胞，200μl 培养基，每个标本 3 个复孔，细胞培养基中加(或不加) 20μg/ml 的 Ⅱ 型胶原，在含有 5% CO_2 的 37℃ 培养箱中培养 48 小时后，收获细胞培养上清。

体外培养上清、血清以及关节滑液中各种细胞因子的检测使用商品

化的 ELISA kit，操作过程按照说明书进行。

8.22　统计学分析

两组间的数据比较采用 Student's t 检验分析，数据以均数±标准差表示。多组间的数据比较使用单因素方差分析（one way ANOVA）。$p<0.05$，认为差异具有统计学意义。$* P < 0.05$，$* * P < 0.005$，$* * * P < 0.0005$。

结　　论

自 PDCD5 作为促凋亡分子被发现，大量研究工作集中在 PDCD5 的促肿瘤细胞凋亡作用及凋亡机制，而对 PDCD5 在免疫系统的作用则较少见相关报道。2005 年，德国科学家 Stelzl 等通过高通量人类蛋白酵母双杂交研究发现，PDCD5 可以和 EEF1 γ、KIAA1377、RIF1、UTP14A、ACP5 和 TIP60 等相互作用。接下来，2009 年研究证实 PDCD5 能够和 TIP60 相互作用，延长 TIP60 的半衰期，增强 TIP60 的稳定性和乙酰化功能。结合 2007 年研究报道证实 TIP60 和 FOXP3 相互作用，增强 FOXP3 的乙酰化水平和抑制功能。由此推断，PDCD5 能够通过 TIP60 间接对 FOXP3 起调节作用。

本书所论述的研究工作描述了 PDCD5 在自身免疫病的研究以及 rhPDCD5 在自身免疫病中的应用，证实了 PDCD5 的免疫调节作用。

PDCD5 能够和 TIP60 协同作用于 FOXP3，三者在细胞核共定位。PDCD5 能够和 FOXP3 相互作用，增加 FOXP3 的乙酰化和蛋白水平，降低 FOXP3 的泛素化，增强 FOXP3 对 IL-2 启动子的抑制功能。

单独超表达 PDCD5 时，PDCD5 能够通过内源性 TIP60 增强 FOXP3 的乙酰化和蛋白水平。当共同超表达 PDCD5 和 TIP60 时，PDCD5 能够和 TIP60 协同促进 FOXP3 的乙酰化，增加 FOXP3 的蛋白水平。而当敲掉内源性 TIP60 时，FOXP3 的乙酰化和蛋白水平降低，提示 PDCD5 可能通过 TIP60 对 FOXP3 发挥调节作用。接下来，本书通过 Co-IP，GST-pulldown 证实 PDCD5 和 FOXP3 相互作用。目前的研究结果证实，p300

也能增加 FOXP3 的乙酰化，增加 FOXP3 的抑制功能。作为非酶类分子，除了 TIP60 之外，PDCD5 还可能通过其他乙酰化转移酶来对 FOXP3 进行调节，比如 p300 或一些未被发现的能调节 FOXP3 乙酰化修饰的酶类。

　　为了更进一步研究 PDCD5 在原代细胞对 FOXP3 的调节作用，本书构建并获得了 PDCD5tg 鼠，鉴定出 PDCD5 在淋巴细胞中高表达。通过对同窝出生的 PDCD5tg 鼠和 WT 鼠胸腺和脾脏中 CD4$^+$CD25$^+$FOXP3$^+$ Treg 百分比进行分析，发现 PDCD5 过表达可以增加 nTreg 的百分比，提示 PDCD5 能促进中枢免疫系统 nTreg 的分化发育。FOXP3$^+$T 细胞在出生后 3 天左右就能在外周检测到，然而当摘除胸腺之后，会影响外周 Treg 的产生[200]，去除外周 FOXP3$^+$T 细胞一段时间，会导致自身免疫病的发生，这提示胸腺来源的 nTreg 在免疫系统发挥重要调节作用。尽管在人类胸腺发现了不成熟 FOXP3$^+$胸腺细胞，而我们对人类胸腺 Treg 的发育机制并不是太清楚[201-203]。在鼠类，胸腺基质细胞(包括皮质细胞、髓质细胞和 DC)对 Treg 的分化和选择起作用。但是，有关基质细胞如何或者在多大程度上对 Treg 的分化起作用，则还存在争议[204,205]。胸腺中 Treg 的发育需要自身 TCR 和胸腺基质细胞呈递的自身多肽-MHC 复合体高亲和力结合[206]。当胸腺中 CD40 和 CD28 的表达缺失时，会影响 Treg 的发育，所以这些基质细胞同时也会提供 Treg 发育所需的共刺激分子[204]。除此之外，在鼠类动物，Treg 的发育需要胸腺微环境中的 IL-2 和 IL-7[207]。在 PDCD5tg 鼠胸腺，PDCD5 高表达导致 nTreg 的比例增加，除了促进 FOXP3 分子的乙酰化增加其稳定性之外，还有可能是 PDCD5 上调了基质细胞共刺激分子的表达，也可能是影响了 TCR 和自身多肽-MHC 复合体的亲和力。这其中的机制是一种或者几种共同起作用，还是先后单独发挥作用，有待进行更深入的研究。

　　在 Th1 的诱导条件下，诸如感染，Treg 会获得 Th1 特性[208,209]。作为 Th1 细胞的关键转录因子，Tbet 上调，同时会上调 CXCR3，这种情况发生在以 STAT-1 依赖性方式对 IFN-γ 做出反应的情况下。在 Th1、

Th17 上调导致的 EAE 疾病模型中，Tbet$^+$Treg 能控制 Th1 的反应[210]。STAT-1 可能通过 IFN-γ 或者 IL-27 促进 FOXP3 的表达，但是这种 Treg 并不丧失 Treg 本身具有的表型和抑制功能[211]。Mir-146a 小 RNA 在 Treg 介导的抑制 Th1 效应和调节 STAT1 信号通路中起作用[212]。当去除 Treg 中的 Tbet 时，可以导致 Th1 反应无法控制。RORγt 是 Th17 的关键转录因子，Treg 和 Th17 分化过程中都会受到 TGF-β 的调节。TGF-β 促进 Treg 的分化，TGF-β 和 IL-6 促进 Th17 的分化[213]，CCR6 是 Th17 的趋化因子受体。在 EAE，Treg 对 EAE 的抑制需要 CCR6 的参与[214]。在 Th17 介导的结肠炎模型中，CCR6$^+$Treg 选择性迁移到病灶实施保护功能[215]，这种 Treg 同时还会分泌 IL-10。在 EAE 疾病模型中，IL-10 的产生对 nTreg 和 iTreg 的功能都很重要[216]。当缺乏 STAT3(Th17 分化的关键信号分子)时，Treg 无法抑制 Th17 介导的炎症反应[217]。IRF4 调节 T 细胞亚群的分化。IRF4 缺陷小鼠不能上调 GATA3 的表达或者抑制 IL-4 刺激生成的 Th2 细胞[218]。IFR4 能影响已经分化 Th2 的细胞因子分泌种类[219]。IRF4 能结合 NFATc2 和 c-maf 并协同促进 IL-4 的转录[220]。表达 IRF4 的 Treg 能特异性擅长 Th2 细胞的功能。条件性敲除 Treg 的 IRF4，会导致 Th2 反应不受控制，从而出现病理表型，IL-4 依赖性抗体的产生和浆细胞浸润产生的组织损伤[221]。

在 EAE 疾病模型中，PDCD5tg 鼠引流淋巴结 Treg/Th2 比例增高，Th1/Th17 比例下调，有可能是过表达 PDCD5 的 Treg 在炎症环境下获取了 Th1/Th2/Th17 各自相关分子表型，从而抑制 Th1/Th17 的分化，促进 Th2 的分化。因为，Th1/Th2/Th17 自身 PDCD5 也是高表达的，也有可能是 PDCD5 通过上调或者下调各种转录因子或信号分子的表达去影响 T 细胞亚群的分化。PDCD5 也有可能通过影响炎症微环境中的细胞因子来影响 T 细胞亚群的分化。这些机制可能都起作用，或者其中某一种起主导作用，这些还需要深入研究。

当胸腺细胞不能重排 TCR[222] 或者识别自身抗原时[223-225]，会以凋亡形式被清除掉。外周 T 细胞多次经 TCR 刺激活化之后产生凋亡的现象，称为活化诱导的细胞死亡（AICD），这也很好地解释了机体如何清除自身反应性 T 细胞[226,227]。T 细胞杂交瘤，未成熟胸腺细胞和活化的成熟 T 细胞都存在 AICD。当活化的 T 细胞同时表达 Fas 和 FasL，细胞自身或者相互之间 Fas 和 FasL 相互作用会诱发 AICD[227-229]。Fas 介导的凋亡对维持自身免疫耐受非常重要[226]。正常情况下，T 细胞处于静息状态，直到有机会识别抗原。这些静息态的 T 细胞可以存活数月，甚至数年[230,231]，一旦再次遇到自身 TCR 特异性抗原，静息态 T 细胞会立马被刺激活化，并且疯狂大量增殖，在增殖活化的过程中，会伴有AICD。Fas 和 FasL 结合引起 Fas 受体的三聚化，Fas 相关死亡结构域蛋白（也成为 FADD）结合三聚化的 Fas 胞浆区。接下来，caspase-8 酶原（也称为 FLICE）被招募到 FADD 和死亡效应结构域结合，然后引起caspase-8 的自我活化。Fas 受体、FADD 和 caspase-8 酶原三者形成一个功能性死亡诱导信号复合体。活化的 caspase-8 会释放到胞浆，引起一系列级联反应启动凋亡[232,233]。

　　EAE 的发病原因是由 MOG 特异炎性淋巴细胞对中枢神经系统的侵润。用 MOG 体外再次刺激活化 MOG 特异性淋巴细胞，结果发现，PDCD5tg 鼠来源的 CD4 阳性 T 细胞的凋亡比例明显增加，提示过表达PDCD5 可以增加 MOG 特异性 T 细胞的 AICD。由此推测，在 EAE 鼠发病期间，MOG 特异性淋巴细胞在体内不断增值损伤中枢神经系统，而PDCD5 可以增加 MOG 特异性淋巴细胞活化过程中的凋亡，从而减轻中枢神经系统炎性淋巴细胞的侵润，同时也降低了炎性淋巴细胞释放的各种炎性细胞因子。用^{3}H 掺入的方法检测 MOG 特异性淋巴细胞的凋亡，结果显示，PDCD5 在淋巴细胞内过表达可以抑制 MOG 特异性淋巴细胞的增殖。该抑制增殖的原因可能是通过或者部分通过增加 MOG 特异性淋巴细胞的 AICD。这些也可以解释 PDCD5tg 鼠 EAE 发病延迟并且减轻的原因。利用 rhPDCD5 预防性和治疗性注射 EAE 小鼠，均可以对 EAE发挥保护作用，作用机制和 rhPDCD5 促进 MOG 特异性 CD4$^+$T 淋巴细胞的 AICD 相关。初步研究提示，rhPDCD5 促进 MOG 特异性 CD4$^+$T 淋巴细胞的凋亡机制与线粒体凋亡通路相关。有关 AICD 下游信号通路参与的分子和详细分子机制还有待研究。

总结上述研究结果，结论如下：

（1）PDCD5 和 TIP60 协同作用于 FOXP3，增加 FOXP3 的乙酰化，提高 FOXP3 的蛋白水平。

（2）PDCD5 与 FOXP3 相互作用，增加 FOXP3 的蛋白水平和乙酰化水平，降低 FOXP3 的泛素化水平，增强 FOXP3 对 IL-2 启动子荧光素酶报告系统的抑制功能。

（3）PDCD5 在淋巴细胞的超表达会增加 nTreg 的数目，促进 TGF-β 依赖的 iTreg 的分化，增强 iTreg 的抑制功能。

（4）PDCD5 抑制自身免疫病小鼠模型 EAE 的发生发展，促进 EAE 的恢复，这种效应和小鼠中 Treg 的升高以及 Th1 和 Th17 反应的下调相关。

（5）PDCD5 减轻 EAE 临床表现与增加活化诱导的抗原特异性效应 T 细胞凋亡，抑制淋巴细胞增殖密切相关。

（6）rhPDCD5 能够延迟 EAE 和 CIA 并减轻临床表现。

（7）PDCD5 是免疫调节的负向调节分子，在防治自身免疫病方面具有潜在应用前景。

附录 英文缩写词汇表

缩写	英文全称	中文全称
PDCD5	programmed cell death 5	程序性细胞死亡分子5
rhPDCD5	recombinant human PDCD5	重组人 PDCD5 蛋白
Tip60	tat interacting protein 60	Tat 相互作用蛋白60
Foxp3	forkhead box P3	叉头/翼状螺旋转录因子
Treg	T regulatory cell	调节性 T 细胞
nTreg	nature Treg	天然性 Treg
iTreg	induced Treg	诱导性 Treg
AICD	activation induced cell death	活化诱导性细胞凋亡
MS	multiple sclerosis	多发性硬化
EAE	experimental autoimmune encephalomyelitis	实验性自身免疫性脑脊髓炎
RA	rheumatoid arthritis	类风湿性关节炎
CIA	collagen induced arthritis	胶原诱导性类风湿性关节炎
tTreg	thymus-derived Treg	中枢调节性 T 细胞
pTreg	peripherally-derived Treg	外周调节性 T 细胞
APC	antigen presenting cell	抗原提呈细胞
Teff	effector T cell	效应 T 细胞
WT	wild type	野生型
PDCD5tg	PDCD5 transgenic	PDCD5 转基因
MOG	myelin oligodendrocyte glycoprotein	髓鞘少突胶质细胞糖蛋白

144

参 考 文 献

［1］ M. Qiao, A. M. Thornton, E. M. Shevach. CD4⁺ CD25⁺ ［ corrected ］ regulatory T cells render naive CD4⁺ CD25⁻ T cells anergic and suppressive［J］. Immunology, 2007,120.

［2］ 谭政, 龚非力. T 细胞功能亚群［J］. 生命科学, 2010,6(22).

［3］ C.T. Weaver, L.E. Harrington, P.R. Mangan, et al. Th17: an effector CD4 T cell lineage with regulatory T cell ties［J］. Immunity, 2006,24.

［4］ R. Khattri, T. Cox, S.A. Yasayko, et al. An essential role for Scurfin in CD4⁺CD25⁺ T regulatory cells［J］. Nat Immunol, 2003,4.

［5］ J.D. Fontenot, M. A. Gavin, A. Y. Rudensky. Foxp3 programs the development and function of CD4⁺ CD25⁺ regulatory T cells［J］. Nat Immunol, 2003,4.

［6］ S. Sakaguchi, K. Wing, M. Miyara. Regulatory T cells — A brief history and perspective［J］. Eur J Immunol, 2007,37(Suppl 1).

［7］ A. Liston, A. Y. Rudensky. Thymic development and peripheral homeostasis of regulatory T cells［J］. Curr Opin Immunol, 2007,19.

［8］ J.D. Fontenot, J.P. Rasmussen, L.M. Williams, et al. Regulatory T cell lineage specification by the forkhead transcription factor foxp3 ［ J ］. Immunity, 2005,22.

［9］ J.M. Kim, A. Rudensky. The role of the transcription factor Foxp3 in the development of regulatory T cells［J］. Immunol Rev, 2006,212.

[10] S. Hori, T. Nomura, S. Sakaguchi. Control of regulatory T cell development by the transcription factor Foxp3[J]. Science, 2003,299.

[11] C.L. Bennett, J. Christie, F. Ramsdell, et al. The immune dysregulation, polyendocrinopathy, enteropathy, X-linked syndrome (IPEX) is caused by mutations of FOXP3[J]. Nat Genet, 2001,27.

[12] R.S. Wildin, F. Ramsdell, J. Peake, et al. X-linked neonatal diabetes mellitus, enteropathy and endocrinopathy syndrome is the human equivalent of mouse scurfy[J]. Nat Genet, 2001,27.

[13] P.J. Coffer, B.M. Burgering. Forkhead-box transcription factors and their role in the immune system[J]. Nat Rev Immunol, 2004,4.

[14] K. Ichiyama, H. Yoshida, Y. Wakabayashi, et al. Foxp3 inhibits RORgammat-mediated IL-17A mRNA transcription through direct interaction with RORgammat[J]. J Biol Chem, 2008,283.

[15] B. Li, A. Samanta, X. Song, et al. FOXP3 interactions with histone acetyltransferase and class II histone deacetylases are required for repression[J]. Proceedings of the National Academy of Sciences of the United States of America, 2007,104.

[16] J. van Loosdregt, Y. Vercoulen, T. Guichelaar, et al. Regulation of Treg functionality by acetylation-mediated Foxp3 protein stabilization [J]. Blood, 115.

[17] Y. Xiao, B. Li, Z. Zhou, et al. Histone acetyltransferase mediated regulation of FOXP3 acetylation and Treg function [J]. Curr Opin Immunol, 22.

[18] J. van Loosdregt, D. Brunen, V. Fleskens, et al. Rapid temporal control of Foxp3 protein degradation by sirtuin-1[J]. PLoS One, 6.

[19] J. Zhang, X. Xu, Y. Liu. Activation-induced cell death in T cells and autoimmunity[J]. Cellular & Molecular Immunology, 2004,1.

[20] H. Zhang, Q. Xu, S. Krajewski, et al. BAR: An apoptosis regulator at

the intersection of caspases and Bcl-2 family proteins[J]. Proceedings of the National Academy of Sciences of the United States of America, 2000,97.

[21] H. Liu, Y. Wang, Y. Zhang, et al. TFAR19, a novel apoptosis-related gene cloned from human leukemia cell line TF-1, could enhance apoptosis of some tumor cells induced by growth factor withdrawal[J]. Biochemical and Biophysical Research Communications, 1999,254.

[22] Y. Chen, R. Sun, W. Han, et al. Nuclear translocation of PDCD5 (TFAR19): an early signal for apoptosis? [J]. FEBS Letters, 2001, 509.

[23] L. Shi, Q. Song, Y. Zhang, et al. Potent antitumor activities of recombinant human PDCD5 protein in combination with chemotherapy drugs in K562 cells[J]. Biochem Biophys Res Commun, 2010,396.

[24] C. Chen, H. Zhou, L. Xu, et al. Recombinant human PDCD5 sensitizes chondrosarcomas to cisplatin chemotherapy in vitro and in vivo[J]. Apoptosis, 15.

[25] Y.F. Wang, Q. S. Song, Y. M. Zhang, et al. Sensitizing effect of recombinant human PDCD5 protein on chemotherapy of acute monocytic leukemia cell line U937 and its mechanism[J]. Zhongguo Shi Yan Xue Ye Xue Za Zhi, 18.

[26] G.R. Ruan, H.S. Zhao, Y. Chang, et al. Adenovirus-mediated PDCD5 gene transfer sensitizes K562 cells to apoptosis induced by idarubicin in vitro and in vivo[J]. Apoptosis, 2008,13.

[27] L. Xu, Y. Chen, Q. Song, et al. PDCD5 interacts with Tip60 and functions as a cooperator in acetyltransferase activity and DNA damage-induced apoptosis[J]. Neoplasia, 2009,11.

[28] M. Spinola, P. Meyer, S. Kammerer, et al. Association of the PDCD5 locus with lung cancer risk and prognosis in smokers[J]. Journal of

Clinical Oncology, 2006,24.

[29] Y.H. Yang, M. Zhao, W.M. Li, et al. Expression of programmed cell death 5 gene involves in regulation of apoptosis in gastric tumor cells [J]. Apoptosis, 2006,11.

[30] H. Li, Q. Wang, F. Gao, et al. Reduced expression of PDCD5 is associated with high-grade astrocytic gliomas [J]. Oncology reports, 2008,20.

[31] Y.J. Du, L. Xiong, Y. Lou, et al. Reduced expression of programmed cell death 5 protein in tissue of human prostate cancer [J]. Chin Med Sci J, 2009,24.

[32] C. Chen, H. Zhou, L. Xu, et al. Prognostic significance of downregulated expression of programmed cell death 5 in chondrosarcoma [J]. J Surg Oncol, 2010,102.

[33] G.R. Ruan, Y.Z. Qin, S.S. Chen, et al. Abnormal expression of the programmed cell death 5 gene in acute and chronic myeloid leukemia [J]. Leuk Res, 2006,30.

[34] X. Ma, G. Ruan, Y. Wang, et al. Two single-nucleotide polymorphisms with linkage disequilibrium in the human programmed cell death 5 gene 5' regulatory region affect promoter activity and the susceptibility of chronic myelogenous leukemia in Chinese population [J]. Clinical Cancer Research, 2005,11.

[35] Y. Wang, G.H. Wang, Q.Y. Zhang. Determination of PDCD5 in Peripheral Blood Serum of Cancer Patients [J]. Chinese Cancer Journal of Research, 2011,23.

[36] U. Stelzl, U. Worm, M. Lalowski, et al. A human protein-protein interaction network: a resource for annotating the proteome [J]. Cell, 2005,122.

[37] J. Xiao, C. Liu, G. Li, et al. PDCD5 negatively regulates

autoimmunity by upregulating FOXP3 (+) regulatory T cells and suppressing Th17 and Th1 responses [J]. Journal of Autoimmunity, 2013,47.

[38] J. Xiao, W. Liu, Y. Chen, et al. Recombinant human PDCD5 (rhPDCD5) protein is protective in a mouse model of multiple sclerosis [J]. Journal of Neuroinflammation, 2015,12.

[39] J. Xiao, G. Li, J. Hu, et al. Anti-inflammatory effects of recombinant human PDCD5 (rhPDCD5) in a rat collagen-induced model of arthritis [J]. Inflammation, 2015,38.

[40] F. Yuan, J. Wang, K. Zhang, et al. Programmed cell death 5 transgenic mice attenuates adjuvant induced arthritis by 2 modifying the T lymphocytes balance[J]. Biological research, 2017,50.

[41] J. Wang, Z. Guan, Z. Ge. Plasma and synovial fluid programmed cell death 5 (PDCD5) levels are inversely associated with TNF-alpha and disease activity in patients with rheumatoid arthritis [J]. Biomarkers, 2013,18.

[42] J.F. Wang, Z.P. Guan, S.L. Zhang, et al. Programmed cell death 5 correlates with disease activity and interleukin-17 in serum and synovial fluid of rheumatoid arthritis patients [J]. Chinese Medical Journal, 2013,126.

[43] G. Li, D. Ma, Y. Chen. Cellular functions of programmed cell death 5, Biochimica et Biophysica Acta, 2016,1863.

[44] P.B. Essers, T.D. Klasson, T.C. Pereboom, et al. The von Hippel-Lindau tumor suppressor regulates programmed cell death 5-mediated degradation of Mdm2[J]. Oncogene, 2015,34.

[45] F. Xu, K. Wu, M. Zhao, et al. Expression and clinical significance of the programmed cell death 5 gene and protein in laryngeal squamous cell carcinoma [J]. The Journal of International Medical Research,

2013,41.

[46] X. Zhang, X. Wang, X. Song, et al. Clinical and prognostic significance of lost or decreased PDCD5 expression in human epithelial ovarian carcinomas[J]. Oncology Reports, 2011,25.

[47] 宋清华, 王晶, 陈英玉, 等. TF-1 细胞凋亡相关基因 19 在系统性红斑狼疮发病中的作用[J]. 中国病理生理杂志, 2003.

[48] 宋清华, 陈英玉, 狄春晖, 等. TFAR19 蛋白在系统性红斑狼疮患者血清中水平的检测[J]. 中华风湿病学杂志, 2003.

[49] 赵丽娜, 陈静, 赵杰, 等. PDCD5 与 Bcl-2 在系统性红斑狼疮外周血单个核细胞中的表达[J]. 华北煤炭医学院学报, 2010,12.

[50] P. Zhang, M. Zhao, G. Liang, et al. Whole-genome DNA methylation in skin lesions from patients with psoriasis vulgaris[J]. Journal of autoimmunity, 2013,41.

[51] 何焱玲, 齐焕英, 闻卫兢, 等. 银屑病患者皮损表皮细胞促凋亡分子 PDCD5 表达的研究[J]. 中华皮肤科杂志, 2004.

[52] A.X. Cheng, S.Q. Lou, H.W. Zhou, et al. Ma, Expression of PDCD5, a novel apoptosis related protein, in human osteoarthritic cartilage[J]. Acta Pharmacologica Sinica, 2004,25.

[53] C. Yi, C. Ma, Z. Xie, et al. Down-regulation of programmed cell death 5 by insulin-like growth factor 1 in osteoarthritis chondrocytes[J]. International orthopaedics, 2013,37.

[54] 陈占昆, 吕厚山, 王宁. PDCD5 在类风湿关节炎成纤维样滑膜细胞凋亡中表达上调[J]. 中国生物化学与分子生物学报, 2008.

[55] 赖泽中, 何玲, 杨军平. TFAR_(19)抗体水平在类风湿性关节炎检测中的应用[J]. 右江民族医学院学报, 2005.

[56] N. Wang, H.S. Lu, Z.P. Guan, et al. Involvement of PDCD5 in the regulation of apoptosis in fibroblast-like synoviocytes of rheumatoid arthritis[J]. Apoptosis, 2007,12.

[57] L. An, X. Zhao, J. Wu, et al. Involvement of autophagy in cardiac remodeling in transgenic mice with cardiac specific over-expression of human programmed cell death 5[J]. PloS One, 2012,7.

[58] G.L. Fan, Y. Yao, L. Yao, et al. PDCD5 transfection increases cisplatin sensitivity and decreases invasion in hepatic cancer cells[J]. Oncology Letters, 2015,9.

[59] H.Y. Xu, Z.W. Chen, Y.M. Pan, et al. Transfection of PDCD5 effect on the biological behavior of tumor cells and sensitized gastric cancer cells to cisplatin-induced apoptosis [J]. Digestive Diseases and Sciences, 2012,57.

[60] A. Yin, Y. Jiang, X. Zhang, et al. Transfection of PDCD5 sensitizes colorectal cancer cells to cisplatin-induced apoptosis in vitro and in vivo [J]. European Journal of Pharmacology, 2010,649.

[61] H. Li, X. Zhang, X. Song, et al. PDCD5 promotes cisplatin-induced apoptosis of glioma cells via activating mitochondrial apoptotic pathway [J]. Cancer Biology & Therapy, 2012,13.

[62] W. Zhu, Y. Li, L. Gao. Cisplatin in combination with programmed cell death protein 5 increases antitumor activity in prostate cancer cells by promoting apoptosis[J]. Molecular Medicine Reports, 2015,11.

[63] H. Zhao, C. Peng, G. Ruan, et al. Adenovirus-delivered PDCD5 counteracts adriamycin resistance of osteosarcoma cells through enhancing apoptosis and inhibiting Pgp[J]. International Journal of Clinical and Experimental Medicine, 2014,7.

[64] L. Gao, X. Ye, R. Q. Ma, et al. Low programmed cell death 5 expression is a prognostic factor in ovarian cancer[J]. Chinese Medical Journal, 2015,128.

[65] S. Y. Park, H. K. Choi, Y. Choi, et al. Deubiquitinase OTUD5 mediates the sequential activation of PDCD5 and p53 in response to

genotoxic stress[J]. Cancer letters, 2015,357.

[66] S.Y. Park, H.K. Choi, S.H. Jo, et al. YAF2 promotes TP53-mediated genotoxic stress response via stabilization of PDCD5[J]. Biochimica et Biophysica Acta, 2015,1853.

[67] L. Wang, C. Wang, B. Su, et al. Recombinant human PDCD5 protein enhances chemosensitivity of breast cancer in vitro and in vivo[J]. Biochemistry and Cell Biology, 2013,91.

[68] Y. Wang, X. Li, L. Wang, et al. An alternative form of paraptosis-like cell death, triggered by TAJ/TROY and enhanced by PDCD5 overexpression[J]. Journal of Cell Science, 2004,117.

[69] S. Zhang, G. Li, X. Fu, et al. PDCD5 protects against cardiac remodeling by regulating autophagy and apoptosis[J]. Biochemical and Biophysical Research Communications, 2015,461.

[70] C.H. Chen, Z. Jiang, J.H. Yan, et al. The involvement of programmed cell death 5 (PDCD5) in the regulation of apoptosis in cerebral ischemia/reperfusion injury[J]. CNS Neuroscience & Therapeutics, 2013,19.

[71] Z. Jiang, C. H. Chen, Y. Y. Chen, et al. Autophagic effect of programmed cell death 5 (PDCD5) after focal cerebral ischemic reperfusion injury in rats[J]. Neuroscience Letters, 2014,566.

[72] L. Xu, J. Hu, Y. Zhao, J. Hu, et al. PDCD5 interacts with p53 and functions as a positive regulator in the p53 pathway[J]. Apoptosis, 2012,17.

[73] X.R. Han, Y. Sun, X.Z. Bai. The anti-tumor role and mechanism of integrated and truncated PDCD5 proteins in osteosarcoma cells[J]. Cellular Signalling, 2012,24.

[74] D.Z. Fu, Y. Cheng, H. He, et al. PDCD5 expression predicts a favorable outcome in patients with hepatocellular carcinoma[J].

International Journal of Oncology, 2013,43.

[75] J. W. Rooney, Y. L. Sun, L. H. Glimcher, et al. Novel NFAT sites that mediate activation of the interleukin-2 promoter in response to T-cell receptor stimulation[J]. Molecular and cellular biology, 1995,15.

[76] B. Li, M. I. Greene. Special regulatory T-cell review: Foxp3 biochemistry in regulatory T cells—how diverse signals regulate suppression[J]. Immunology, 2008,123.

[77] M. Ono, H. Yaguchi, N. Ohkura, et al. Foxp3 controls regulatory T-cell function by interacting with AML1/Runx1[J]. Nature, 2007,446.

[78] A. K. Abbas, C. Benoist, J. A. Bluestone, et al. Regulatory T cells: recommendations to simplify the nomenclature [J]. Nat Immunol, 2013,14.

[79] S. Z. Josefowicz, L. F. Lu, A. Y. Rudensky. Regulatory T cells: mechanisms of differentiation and function[J]. Annu Rev Immunol, 2012,30.

[80] E. Cretney, A. Kallies, S. L. Nutt. Differentiation and function of Foxp3 (+) effector regulatory T cells[J]. Trends Immunol, 2012,34.

[81] M. A. Curotto de Lafaille, J. J. Lafaille. Natural and adaptive foxp3+ regulatory T cells: more of the same or a division of labor? [J]. Immunity, 2009,30.

[82] W. Chen, W. Jin, N. Hardegen, et al. Conversion of peripheral CD4+ CD25- naive T cells to CD4+CD25+ regulatory T cells by TGF-beta induction of transcription factor Foxp3[J]. The Journal of Experimental Medicine, 2003,198.

[83] S. Z. Josefowicz, C. B. Wilson, A. Y. Rudensky. Cutting edge: TCR stimulation is sufficient for induction of Foxp3 expression in the absence of DNA methyltransferase 1[J]. Journal of immunology, 2009,182.

[84] G. Lal, J. S. Bromberg. Epigenetic mechanisms of regulation of Foxp3

expression[J]. Blood, 2009,114.

[85] D. Mucida, Y. Park, G. Kim, et al. Reciprocal TH17 and regulatory T cell differentiation mediated by retinoic acid[J]. Science, 2007,317.

[86] A. Kishore, A. Kanaujia, S. Nag, et al. Different mechanisms of inflammation induced in virus and autoimmune-mediated models of multiple sclerosis in C57BL6 mice[J]. BioMed Research International, 2013.

[87] C. Confavreux, S. Vukusic, T. Moreau, et al. Relapses and progression of disability in multiple sclerosis [J]. The New England Journal of Medicine, 2000,343.

[88] F.H. Jacques. Defining the clinical course of multiple sclerosis: the 2013 revisions[J]. Neurology, 2015,84.

[89] C. Confavreux, S. Vukusic. Natural history of multiple sclerosis: A Unifying Concept[J]. Brain: A Journal of Neurology, 2006,129.

[90] D.H. Miller, S.M. Leary. Primary-progressive multiple sclerosis[J]. The Lancet Neurology, 2007,6.

[91] F.B. Briggs, B. Acuna, L. Shen, et al. Smoking and risk of multiple sclerosis: evidence of modification by NAT1 variants [J]. Epidemiology, 2014,25.

[92] L. Fugger, M.A. Friese, J.I. Bell. From genes to function: the next challenge to understanding multiple sclerosis, Nature reviews [J]. Immunology, 2009,9.

[93] S. Perga, F. Montarolo, S. Martire, et al. Anti-inflammatory genes associated with multiple sclerosis: a gene expression study[J]. Journal of Neuroimmunology, 2015,279.

[94] K.L. Munger, S.M. Zhang, E. O'Reilly, et al. Vitamin D intake and incidence of multiple sclerosis[J]. Neurology, 2004,62.

[95] J. Correale, M.I. Gaitan. Multiple sclerosis and environmental factors:

the role of vitamin D, parasites, and Epstein-Barr virus infection[J].
Acta Neurologica Scandinavica, 2015,132.

[96] L. Haider. Inflammation, iron, energy failure, and oxidative stress in
the pathogenesis of multiple sclerosis [J]. Oxidative Medicine and
Cellular Longevity, 2015.

[97] F. Odoardi, C. Sie, K. Streyl, et al. T cells become licensed in the
lung to enter the central nervous system[J]. Nature, 2012,488.

[98] J. Correale, M.F. Farez. Smoking worsens multiple sclerosis prognosis:
two different pathways are involved[J]. Journal of Neuroimmunology,
2015,281.

[99] S. Cepok, D. Zhou, R. Srivastava, et al. Identification of Epstein-Barr
virus proteins as putative targets of the immune response in multiple
sclerosis[J]. The Journal of Clinical Investigation, 2005,115.

[100] J.O. Virtanen, M. Farkkila, J. Multanen, et al. Evidence for human
herpesvirus 6 variant A antibodies in multiple sclerosis: diagnostic and
therapeutic implications[J]. Journal of Neurovirology, 2007,13.

[101] D. Pohl. Epstein-Barr virus and multiple sclerosis[J]. Journal of the
Neurological Sciences, 2009,286.

[102] M.P. Pender, P.A. Csurhes, C. Smith, et al. Epstein-Barr virus-
specific adoptive immunotherapy for progressive multiple sclerosis[J].
Multiple Sclerosis, 2014,20.

[103] E.S. Huseby, D. Kamimura, Y. Arima, et al. Role of T cell-glial cell
interactions in creating and amplifying central nervous system
inflammation and multiple sclerosis disease symptoms[J]. Frontiers in
Cellular Neuroscience, 2015,9.

[104] D.A. Hafler, J.M. Slavik, D.E. Anderson, et al. Multiple sclerosis
[J]. Immunological Reviews, 2005,204.

[105] P.L. De Jager, K.C. Simon, K.L. Munger, et al. Integrating risk

factors: HLA-DRB1 ∗ 1501 and Epstein-Barr virus in multiple sclerosis[J]. Neurology, 2008,70.

[106] H. Gonzalez,R. Pacheco. T-cell-mediated regulation of neuroinflammation involved in neurodegenerative diseases[J]. Journal of Neuroinflammation, 2014,11.

[107] M. Sospedra, R. Martin. Immunology of multiple sclerosis[J]. Annual Review of Immunology, 2005,23.

[108] M. Bitan, L. Weiss, I. Reibstein, Heparanase upregulates Th2 cytokines, ameliorating experimental autoimmune encephalitis [J]. Molecular Immunology, 2010,47.

[109] K.A. McLaughlin, K.W. Wucherpfennig. B cells and autoantibodies in the pathogenesis of multiple sclerosis and related inflammatory demyelinating diseases[J]. Advances in Immunology, 2008,98.

[110] C.R. Parker Harp, A.S. Archambault, J. Sim, et al. B cell antigen presentation is sufficient to drive neuroinflammation in an animal model of multiple sclerosis[J]. Journal of Immunology, 2015,194.

[111] E. Peelen, J. Damoiseaux, J. Smolders, et al.Th17 expansion in MS patients is counterbalanced by an expanded CD39+ regulatory T cell population during remission but not during relapse [J]. Journal of Neuroimmunology, 2011.

[112] N. Melzer, S. G. Meuth, H. Wiendl. CD8$^+$ T cells and neuronal damage: direct and collateral mechanisms of cytotoxicity and impaired electrical excitability[J]. FASEB Journal, 2009,23.

[113] A.J. Johnson, G.L. Suidan, J. McDole, et al. The CD8 T cell in multiple sclerosis: suppressor cell or mediator of neuropathology? [J]. International Review of Neurobiology, 2007,79.

[114] T. Korn, E. Bettelli, M. Oukka, et al. IL-17 and Th17 Cells[J]. Annual Review of Immunology, 2009,27.

[115] A.C. Murphy, S.J. Lalor, M.A. Lynch, et al. Infiltration of Th1 and Th17 cells and activation of microglia in the CNS during the course of experimental autoimmune encephalomyelitis[J]. Brain, behavior, and immunity, 2010,24.

[116] K.I. Claycomb, K. M. Johnson, P. N. Winokur, et al. Astrocyte regulation of CNS inflammation and remyelination [J]. Brain Sciences, 2013,3.

[117] J. Losy, Is MS an inflammatory or primary degenerative disease? [J]. Journal of Neural Transmission, 2013,120.

[118] P.K. Stys. Pathoetiology of multiple sclerosis: are we barking up the wrong tree? [J]. F1000Prime Reports, 2013,5.

[119] I. Tsunoda, R.S. Fujinami. Inside-Out versus Outside-In models for virus induced demyelination: axonal damage triggering demyelination [J]. Springer Seminars in Immunopathology, 2002,24.

[120] F. Sato, N.E. Martinez, E.C. Stewart, et al."Microglial nodules" and "newly forming lesions" may be a Janus face of early MS lesions; implications from virus-induced demyelination, the Inside-Out model [J]. BMC Neurology, 2015,15.

[121] C. Lucchinetti, W. Bruck, J. Parisi, et al. Heterogeneity of multiple sclerosis lesions: implications for the pathogenesis of demyelination [J]. Annals of Neurology, 2000,47.

[122] P. Rao, B.M. Segal. Experimental autoimmune encephalomyelitis[J]. Methods in Molecular Biology, 2012,900.

[123] R. Gold, C. Linington, H. Lassmann. Understanding pathogenesis and therapy of multiple sclerosis via animal models: 70 years of merits and culprits in experimental autoimmune encephalomyelitis research[J]. Brain, 2006,129.

[124] P.T. Dang, Q. Bui, C.S. D'Souza, et al. Modelling MS: Chronic-

Relapsing EAE in the NOD/Lt Mouse Strain[J]. Current Topics in Behavioral Neurosciences, 2015,26.

[125] L. Steinman, S.S. Zamvil. How to successfully apply animal studies in experimental allergic encephalomyelitis to research on multiple sclerosis[J]. Annals of Neurology, 2006,60.

[126] P.O. Behan, A. Chaudhuri. EAE is not a useful model for demyelinating disease[J]. Multiple Sclerosis and Related Disorders, 2014,3.

[127] P.K. Stys, G. W. Zamponi, J. van Minnen, et al. Will the real multiple sclerosis please stand up? [J]. Nature reviews Neuroscience, 2012,13.

[128] E.L. Oleszak, J. R. Chang, H. Friedman, et al. Theiler's virus infection: a model for multiple sclerosis [J]. Clinical Microbiology Reviews, 2004,17.

[129] F. Sato, H. Tanaka, F. Hasanovic, et al. Theiler's virus infection: Pathophysiology of demyelination and neurodegeneration [J]. Pathophysiology, 2011,18.

[130] D.P. McCarthy, M. H. Richards, S. D. Miller. Mouse models of multiple sclerosis: experimental autoimmune encephalomyelitis and Theiler's virus-induced demyelinating disease [J]. Methods in Molecular Biology, 2012,900.

[131] S.P. Templeton, S. Perlman. Pathogenesis of acute and chronic central nervous system infection with variants of mouse hepatitis virus, strain JHM[J]. Immunologic Research, 2007,39.

[132] A.E. Matthews, E. Lavi, S.R. Weiss, et al. Neither B cells nor T cells are required for CNS demyelination in mice persistently infected with MHV-A59[J]. Journal of Neurovirology, 2002,8.

[133] M. Oikonen, M. Laaksonen, V. Aalto, et al. Temporal relationship

between environmental influenza A and Epstein-Barr viral infections and high multiple sclerosis relapse occurrence[J]. Multiple Sclerosis, 2011,17.

[134] C. Procaccini, V. De Rosa, V. Pucino, et al. Animal models of Multiple Sclerosis[J]. European Journal of Pharmacology, 2015,759.

[135] S.A. Stohlman, D.R. Hinton. Viral induced demyelination[J]. Brain Pathology, 2001,11.

[136] M.G. von Herrath, R.S. Fujinami, J.L. Whitton. Microorganisms and autoimmunity: making the barren field fertile? [J]. Nature Reviews Microbiology, 2003,1.

[137] A. Zendedel, C. Beyer, M. Kipp. Cuprizone-induced demyelination as a tool to study remyelination and axonal protection[J]. Journal of Molecular Neuroscience, 2013,51.

[138] P. Acs, M.A. Selak, S. Komoly, et al. Distribution of oligodendrocyte loss and mitochondrial toxicity in the cuprizone-induced experimental demyelination model[J]. Journal of Neuroimmunology, 2013,262.

[139] V. Doan, A.M. Kleindienst, E.J. McMahon, et al. Abbreviated exposure to cuprizone is sufficient to induce demyelination and oligodendrocyte loss[J]. Journal of Neuroscience Research, 2013,91.

[140] O. Torkildsen, L.A. Brunborg, K.M. Myhr, et al. The cuprizone model for demyelination [J]. Acta Neurologica Scandinavica, Supplementum, 2008,188.

[141] M.M. Hiremath, Y. Saito, G.W. Knapp, et al. Microglial/macrophage accumulation during cuprizone-induced demyelination in C57BL/6 mice[J]. Journal of Neuroimmunology, 1998,92.

[142] R. Patel, S. Moore, D.K. Crawford, et al. Attenuation of corpus callosum axon myelination and remyelination in the absence of circulating sex hormones[J]. Brain Pathology, 2013,23.

[143] M.F. Stidworthy, S. Genoud, U. Suter, et al. Quantifying the early stages of remyelination following cuprizone-induced demyelination[J]. Brain Pathology, 2003,13.

[144] H.H. Sachs, K.K. Bercury, D.C. Popescu, et al. A new model of cuprizone-mediated demyelination/remyelination [J]. ASN Neuro, 2014,6.

[145] M.B. Keough, S.K. Jensen, V.W. Yong, Experimental demyelination and remyelination of murine spinal cord by focal injection of lysolecithin[J]. Journal of Visualized Experiments, 2015.

[146] E.G. Baxi, J. DeBruin. Transfer of myelin-reactive th17 cells impairs endogenous remyelination in the central nervous system of cuprizone-fed mice[J].The Journal of Nearoscience, 2015,35.

[147] D.C. Joshi, C.L. Zhang, T.M. Lin, et al. Deletion of mitochondrial anchoring protects dysmyelinating shiverer [J]. Implications for Progressive MS, The Journal of Nearoscience,2015,35.

[148] E. Birgbauer, T.S. Rao, M. Webb. Lysolecithin induces demyelination in vitro in a cerebellar slice culture system [J]. Journal of Neuroscience Research, 2004,78.

[149] C. Trebst, S. Heine, S. Lienenklaus, et al. Lack of interferon-beta leads to accelerated remyelination in a toxic model of central nervous system demyelination[J]. Acta Neuropathologica, 2007,114.

[150] R.S. Liblau, S.M. Singer, H.O. McDevitt. Th1 and Th2 CD4+ T cells in the pathogenesis of organ-specific autoimmune diseases [J]. Immunol Today, 1995,16.

[151] H. Park, Z. Li, X.O. Yang, et al. A distinct lineage of CD4 T cells regulates tissue inflammation by producing interleukin 17 [J]. Nat Immunol, 2005,6.

[152] C.L. Langrish, Y. Chen, W.M. Blumenschein, et al. IL-23 drives a

pathogenic T cell population that induces autoimmune inflammation [J]. The Journal of Experimental Medicine, 2005,201.

[153] L. Steinman. A rush to judgment on Th17 [J]. The Journal of Experimental Medicine, 2008,205.

[154] H.L. Weiner. A shift from adaptive to innate immunity: a potential mechanism of disease progression in multiple sclerosis[J]. Journal of Neurology, 2008,255.

[155] W. Schrempf, T. Ziemssen. Glatiramer acetate: mechanisms of action in multiple sclerosis[J]. Autoimmun Rev, 2007,6.

[156] R.A. O'Connor, S.M. Anderton. Foxp3$^+$ regulatory T cells in the control of experimental CNS autoimmune disease[J]. J Neuroimmunol, 2008,193.

[157] R.A. O'Connor, C.T. Prendergast, C.A. Sabatos,et al. Cutting edge: Th1 cells facilitate the entry of Th17 cells to the central nervous system during experimental autoimmune encephalomyelitis [J]. J Immunol, 2008,181.

[158] L.N. Chen, Y. Wang, D.L. Ma, et al. Short interfering RNA against the PDCD5 attenuates cell apoptosis and caspase-3 activity induced by Bax overexpression[J]. Apoptosis, 2006,11.

[159] E. Pierson, S.B. Simmons, L. Castelli, et al.Mechanisms regulating regional localization of inflammation during CNS autoimmunity[J]. Immunol Rev, 2012,248.

[160] U. Traugott, P. Lebon. Multiple sclerosis: involvement of interferons in lesion pathogenesis[J]. Ann Neurol, 1988,24.

[161] G. Trinchieri. Cytokines acting on or secreted by macrophages during intracellular infection (IL-10, IL-12, IFN-gamma) [J]. Curr Opin Immunol, 1997,9.

[162] H.S. Panitch, R.L. Hirsch, J. Schindler, et al. Treatment of multiple

sclerosis with gamma interferon: exacerbations associated with activation of the immune system[J]. Neurology, 1987,37.

[163] L.E. Harrington, R.D. Hatton, P.R. Mangan, et al. Interleukin 17-producing CD4+ effector T cells develop via a lineage distinct from the T helper type 1 and 2 lineages[J]. Nat Immunol, 2005,6.

[164] Y. Komiyama, S. Nakae, T. Matsuki, et al. IL-17 plays an important role in the development of experimental autoimmune encephalomyelitis [J]. J Immunol, 2006,177.

[165] Y. Zheng, D. Ma. In silico data mining of the human programmed cell death 5 (PDCD5) sequences[J]. Journal of Peking University Health sciences, 2003,35.

[166] Y. Wang, D. Li, H. Fan, et al. Cellular uptake of exogenous human PDCD5 protein[J]. The Journal of biological chemistry, 2006,281.

[167] C. Le Roy, J. L. Wrana. Clathrin- and non-clathrin-mediated endocytic regulation of cell signalling[J]. Nat Rev Mol Cell Biol, 2005,6.

[168] J. Yang, X. Liu, K. Bhalla, et al. Prevention of apoptosis by Bcl-2: release of cytochrome c from mitochondria blocked [J]. Science, 1997,275.

[169] D. M. Langenau, C. Jette, S. Berghmans, et al. Suppression of apoptosis by bcl-2 overexpression in lymphoid cells of transgenic zebrafish[J]. Blood, 2005,105.

[170] O. Nicolas, R. Gavin, N. Braun, et al. Bcl-2 overexpression delays caspase-3 activation and rescues cerebellar degeneration in prion-deficient mice that overexpress amino-terminally truncated prion[J]. FASEB Journal, 2007,21.

[171] A.G. Porter, R.U. Janicke. Emerging roles of caspase-3 in apoptosis [J]. Cell Death and Differentiation, 1999,6.

[172] M. Bennett, K. Macdonald, S. W. Chan, et al. Cell surface trafficking

of Fas: a rapid mechanism of p53-mediated apoptosis[J]. Science, 1998,282.

[173] G. Shi, M. Ramaswamy, B. P. Vistica, et al. Unlike Th1, Th17 cells mediate sustained autoimmune inflammation and are highly resistant to restimulation-induced cell death[J]. Journal of Immunology, 2009, 183.

[174] Y. Fang, S. Yu, J. S. Ellis, et al. Comparison of sensitivity of Th1, Th2, and Th17 cells to Fas-mediated apoptosis [J]. Journal of Leukocyte Biology, 2010,87.

[175] S. E. Sweeney, G. S. Firestein. Rheumatoid arthritis: regulation of synovial inflammation[J]. Int J Biochem Cell Biol, 2004,36.

[176] Q. Niu, B. Cai, Z.C. Huang, et al. Disturbed Th17/Treg balance in patients with rheumatoid arthritis[J]. Rheumatol Int, 2011,32.

[177] T. Takeuchi, Y. Tanaka, N. Ishiguro, et al. Effect of denosumab on Japanese patients with rheumatoid arthritis: a dose-response study of AMG 162 (Denosumab) in patients with RheumatoId arthritis on methotrexate to Validate inhibitory effect on bone Erosion (DRIVE)-a 12-month, multicentre, randomised, double-blind, placebo-controlled, phase Ⅱ clinical trial [J]. Annals of the Rheumatic Diseases, 2016,75.

[178] S. Bugatti, L. Bogliolo, B. Vitolo, et al. Anti-citrullinated protein antibodies and high levels of rheumatoid factor are associated with systemic bone loss in patients with early untreated rheumatoid arthritis [J]. Arthritis Research & Therapy, 2016,18.

[179] R. Kocijan, U. Harre, G. Schett. ACPA and bone loss in rheumatoid arthritis[J]. Current Rheumatology Reports, 2013,15.

[180] M. Krajewska-Wlodarczyk, T. Stompor. Osteoporosis and vascular calcification in rheumatoid arthritis — the role of osteoprotegerin and

sclerostin [J]. Polski merkuriusz lekarski: organ Polskiego Towarzystwa Lekarskiego, 2017,43.

[181] A.M. Aldayel, H.L. O'Mary, S.A. Valdes, et al. Lipid nanoparticles with minimum burst release of TNF-alpha siRNA show strong activity against rheumatoid arthritis unresponsive to methotrexate[J]. Journal of Controlled Release, 2018,283.

[182] L. F. Zhou, W. Zeng, L. C. Sun, et al. IKKepsilon aggravates inflammatory response via phosphorylation of ERK in rheumatoid arthritis [J]. European Review for Medical and Pharmacological Sciences, 2018,22.

[183] T. Suzuki, Y. Nakamura, H. Kato. Effects of denosumab on bone metabolism and bone mineral density with anti-TNF inhibitors, tocilizumab, or abatacept in osteoporosis with rheumatoid arthritis[J]. Therapeutics and Clinical Risk Management, 2018,14.

[184] T. Shimizu, H.J. Choi, U. Heilmeier, et al. Assessment of 3-month changes in bone microstructure under anti-TNFalpha therapy in patients with rheumatoid arthritis using high-resolution peripheral quantitative computed tomography (HR-pQCT) [J]. Arthritis Research & Therapy, 2017,19.

[185] D.S. Amarasekara, H. Yun, S. Kim, et al. Regulation of osteoclast differentiation by cytokine networks[J]. Immune Network, 2018,18.

[186] T. R. Mosmann, R. L. Coffman. TH1 and TH2 cells: different patterns of lymphokine secretion lead to different functional properties [J]. Annual review of immunology, 1989,7.

[187] P. Miossec, W. van den Berg. Th1/Th2 cytokine balance in arthritis [J]. Arthritis and rheumatism, 1997,40.

[188] E. Crawley, R. Kay, J. Sillibourne, et al. Polymorphic haplotypes of the interleukin-10 5' flanking region determine variable interleukin-10

transcription and are associated with particular phenotypes of juvenile rheumatoid arthritis[J]. Arthritis and Rheumatism, 1999,42.

[189] S. Sakaguchi, N. Sakaguchi, M. Asano, et al. Immunologic self-tolerance maintained by activated T cells expressing IL-2 receptor alpha-chains (CD25). Breakdown of a single mechanism of self-tolerance causes various autoimmune diseases[J]. Journal of Immunology, 1995,155.

[190] M. R. Ehrenstein, J. G. Evans, A. Singh, et al. Compromised function of regulatory T cells in rheumatoid arthritis and reversal by anti-TNFalpha therapy[J]. The Journal of Experimental Medicine, 2004, 200.

[191] E. Lubberts. IL-17/Th17 targeting: on the road to prevent chronic destructive arthritis[J]. Cytokine, 2008,41.

[192] E. Lubberts, M. I. Koenders, W. B. van den Berg. The role of T-cell interleukin-17 in conducting destructive arthritis: lessons from animal models[J]. Arthritis Research & Therapy, 2005,7.

[193] J. M. Waldburger, G. S. Firestein. Garden of therapeutic delights: new targets in rheumatic diseases [J]. Arthritis Research & Therapy, 2009,11.

[194] E. Lubberts, L. A. Joosten, B. Oppers, et al. IL-1-independent role of IL-17 in synovial inflammation and joint destruction during collagen-induced arthritis[J]. Journal of Immunology, 2001,167.

[195] E. Lubberts. Th17 cytokines and arthritis [J]. Seminars in immunopathology, 2010,32.

[196] 赵丽娜,陈静,赵杰,等. PDCD5 与 Bcl-2 在系统性红斑狼疮外周血单个核细胞中的表达[J]. 华北煤炭医学院学报, 2010,319.

[197] S. Taubert, C. Gorrini, S. R. Frank, et al. E2F-dependent histone acetylation and recruitment of the Tip60 acetyltransferase complex to chromatin in late G1[J]. Mol Cell Biol, 2004,24.

［198］G. Legube, L.K. Linares, S. Tyteca, et al. Role of the histone acetyl transferase Tip60 in the p53 pathway［J］. J Biol Chem, 2004,279.

［199］Y.Chen, Y.Zhang, R. Sun. Preparation and identification of monoclonal antibodies against human apoptosis-related protein TFAR19 ［J］. Zhongguo Yi Xue Ke Xue Yuan Xue Bao, 2000,22.

［200］K. Lahl, C. Loddenkemper, C. Drouin, et al. Selective depletion of Foxp3$^+$ regulatory T cells induces a scurfy-like disease［J］. J Exp Med, 2007,204.

［201］A. Fattorossi, A. Battaglia, A. Buzzonetti, et al. Thymopoiesis, regulatory T cells, and TCRVbeta expression in thymoma with and without myasthenia gravis, and modulatory effects of steroid therapy ［J］. J Clin Immunol, 2008,28.

［202］H. Tuovinen, E. Kekalainen, L.H. Rossi, et al. Cutting edge: human CD4-CD8- thymocytes express FOXP3 in the absence of a TCR［J］. J Immunol, 2008,180.

［203］H. Tuovinen, P.T. Pekkarinen, L.H. Rossi, et al. The FOXP3$^+$ subset of human CD4$^+$CD8$^+$ thymocytes is immature and subject to intrathymic selection［J］. Immunol Cell Biol, 2008,86.

［204］S. Sakaguchi, T. Yamaguchi, T. Nomura, et al. Regulatory T cells and immune tolerance［J］. Cell, 2008,133.

［205］A. Liston, K.M. Nutsch, A.G. Farr, et al. Differentiation of regulatory Foxp3$^+$ T cells in the thymic cortex［J］. Proc Natl Acad Sci USA, 2008,105.

［206］C. C. Picca, J. Larkin, 3rd, A. Boesteanu, et al. Role of TCR specificity in CD4$^+$CD25$^+$ regulatory T-cell selection ［J］. Immunol Rev, 2006,212.

［207］T.R. Malek, A. Yu, L. Zhu, et al. IL-2 family of cytokines in T regulatory cell development and homeostasis［J］. J Clin Immunol,

2008,28.

[208] M.A. Koch, G. Tucker-Heard, N.R. Perdue, et al. The transcription factor T-bet controls regulatory T cell homeostasis and function during type 1 inflammation[J]. Nat Immunol, 2009,10.

[209] G. Oldenhove, N. Bouladoux, E. A. Wohlfert, et al. Decrease of Foxp3$^+$ Treg cell number and acquisition of effector cell phenotype during lethal infection[J]. Immunity, 2009,31.

[210] R.A. O'Connor, M.D. Leech, J. Suffner, et al. Myelin-reactive, TGF-beta-induced regulatory T cells can be programmed to develop Th1-like effector function but remain less proinflammatory than myelin-reactive Th1 effectors and can suppress pathogenic T cell clonal expansion in vivo[J]. J Immunol, 2010,185.

[211] N. Ouaked, P.Y. Mantel, C. Bassin, et al. Regulation of the foxp3 gene by the Th1 cytokines: the role of IL-27-induced STAT1[J]. J Immunol, 2009,182.

[212] L.F. Lu, M.P. Boldin, A. Chaudhry, et al. Function of miR-146a in controlling Treg cell-mediated regulation of Th1 responses[J]. Cell, 2010,142.

[213] S.F. Ziegler, J.H. Buckner. FOXP3 and the regulation of Treg/Th17 differentiation[J]. Microbes Infect, 2009,11.

[214] R. Villares, V. Cadenas, M. Lozano. et al. CCR6 regulates EAE pathogenesis by controlling regulatory CD4$^+$ T-cell recruitment to target tissues[J]. Eur J Immunol, 2009,39.

[215] K. Kitamura, J.M. Farber, B.L. Kelsall. CCR6 marks regulatory T cells as a colon-tropic, IL-10-producing phenotype[J]. J Immunol, 2010,185.

[216] R.K. Selvaraj, T. L. Geiger. Mitigation of experimental allergic encephalomyelitis by TGF-beta induced Foxp3$^+$ regulatory T

lymphocytes through the induction of anergy and infectious tolerance
[J]. J Immunol, 2008,180.

[217] A. Chaudhry, D. Rudra, P. Treuting, et al. CD4$^+$ regulatory T cells
control TH17 responses in a Stat3-dependent manner[J]. Science,
2009,326.

[218] M. Lohoff, H.W. Mittrucker, S. Prechtl, et al. Dysregulated T helper
cell differentiation in the absence of interferon regulatory factor 4[J].
Proc Natl Acad Sci USA, 2002,99.

[219] A.N. Ahyi, H.C. Chang, A.L. Dent, et al. IFN regulatory factor 4
regulates the expression of a subset of Th2 cytokines[J]. J Immunol,
2009,183.

[220] J. Rengarajan, K. A. Mowen, K. D. McBride, et al. Interferon
regulatory factor 4 (IRF4) interacts with NFATc2 to modulate
interleukin 4 gene expression[J]. J Exp Med, 2002,195.

[221] Y. Zheng, A. Chaudhry, A. Kas, et al. Regulatory T-cell suppressor
program co-opts transcription factor IRF4 to control T(H)2 responses
[J]. Nature, 2009,458.

[222] P. Cresswell. Proteases, processing, and thymic selection [J].
Science, 1998,280.

[223] P.M. Allen. Peptides in positive and negative selection: a delicate
balance[J]. Cell, 1994,76.

[224] H. von Boehmer, W. Swat, P. Kisielow. Positive selection of
immature alpha beta T cells[J]. Immunol Rev, 1993,135.

[225] C. Benoist, D. Mathis. Positive selection of T cells: fastidious or
promiscuous? [J]. Curr Opin Immunol, 1997,9.

[226] D. Kabelitz, O. Janssen. Antigen-induced death of T-lymphocytes[J].
Frontiers in bioscience, 1997,2.

[227] D.R. Green, N. Droin, M. Pinkoski. Activation-induced cell death in

T cells[J]. Immunol Rev, 2003,193.

[228] A.S. Varadhachary, S.N. Perdow, C. Hu, et al. Differential ability of T cell subsets to undergo activation-induced cell death[J]. Proc Natl Acad Sci USA, 1997,94.

[229] L. Van Parijs, Y. Refaeli, J.D. Lord, et al. Uncoupling IL-2 signals that regulate T cell proliferation, survival, and Fas-mediated activation-induced cell death[J]. Immunity, 1999,11.

[230] D.F. Tough, J. Sprent. Life span of naive and memory T cells[J]. Stem Cells, 1995,13.

[231] J. Sprent, D. F. Tough. Lymphocyte life-span and memoryet al. Science, 1994,265.

[232] A. Ashkenazi, V. M. Dixit. Apoptosis control by death and decoy receptorset al. Curr Opin Cell Biol, 1999,11.

[233] B.B. Wolf, D.R. Green. Suicidal tendencies: apoptotic cell death by caspase family proteinases[J]. J Biol Chem, 1999,274.